Band 6

GESUNDHEITSFÖRDERUNG KONKRET

Gesundheitsförderung durch Lebenskompetenz-programme in Deutschland

Grundlagen und kommentierte Übersicht

Anneke Bühler und Kathrin Heppekausen
IFT Institut für Therapieforschung, München

Bundeszentrale für gesundheitliche Aufklärung
Köln 2005

Bibliografische Information der Deutschen Bibliothek:
Die Deutsche Bibliothek verzeichnet diese Publikation in der Deutschen Nationalbibliografie; detaillierte bibliografische Daten sind im Internet über http://dnb.ddb.de abrufbar.

Die Beiträge in dieser Reihe geben die Meinung der Autorinnen und Autoren wieder, die von der Herausgeberin nicht in jedem Fall geteilt werden muss. Die Fachheftreihe ist als Diskussionsforum gedacht.

Die Expertise wurde durch die Bundeszentrale für gesundheitliche Aufklärung (BZgA) finanziell gefördert. Die Zielsetzung der Studie wurde im Rahmen der Aufgabenplanung der BZgA entwickelt.

Gesundheitsförderung Konkret, Band 6
Gesundheitsförderung durch Lebenskompetenzprogramme
in Deutschland – Grundlagen und kommentierte Übersicht
Köln: BZgA, 2005

Herausgeberin:
Bundeszentrale für gesundheitliche Aufklärung (BZgA)
Ostmerheimer Str. 220, 51109 Köln
Tel.: 02 21/89 92-0
Fax: 02 21/89 92–300

Projektleitung: Stephan Blümel
E-Mail: stephan.bluemel@bzga.de

Lektorat: René Zey, Frechen
Satz: Königsdorfer Medienhaus, Frechen
Druck: Warlich, Meckenheim

Auflage: 2.3.11.07

ISBN 3-937707-22-0

Band 6 der Fachheftreihe ist erhältlich
unter der Bestelladresse BZgA, 51101 Köln,
und über Internet unter der Adresse http://www.bzga.de

Dieses Fachheft wird von der BZgA kosten os abgegeben.
Es ist nicht zum Weiterverkauf durch die Empfängerin/
den Empfänger oder Dritte bestimmt.

Bestellnummer: 60646000

Vorwort

Wissenschaftliche Untersuchungen zeigen, dass allgemeine Lebenskompetenzen (Selbstwahrnehmung, Empathie, kreatives und kritisches Denken, Entscheidungs- und Problemlösefähigkeit, Gefühls- und Stressbewältigung, Kommunikations- und Beziehungsfähigkeit) wichtige Ressourcen darstellen, um Alltagsbelastungen und entwicklungstypische Anforderungen angemessen bewältigen zu können und nicht auf Risikoverhalten zurückgreifen zu müssen.

In der Gesundheitserziehung und Gesundheitsförderung wird die Förderung von Lebenskompetenzen deshalb als wichtige Strategie der Primärprävention erachtet, wie das beispielsweise in der Suchtpräventionskampagne „Kinder stark machen" der Bundeszentrale für gesundheitliche Aufklärung zum Ausdruck kommt.

Mittlerweile gibt es eine Vielzahl von Programmen und Kursen zur Lebenskompetenzförderung, die es den in der Gesundheitsförderung Tätigen erschweren, sich zurechtzufinden und den Nutzen und sinnvolle Einsatzmöglichkeiten für ihre Arbeit abschätzen zu können.

Mit der vorliegenden Expertise wird nun ein fundierter Überblick über Programme und Kurse zur Lebenskompetenzförderung gegeben und eine Beurteilungsgrundlage geschaffen. Damit kann die Bundeszentrale für gesundheitliche Aufklärung im Rahmen ihrer Qualitätssicherungsfunktion allen in der Gesundheitsförderung Tätigen eine Orientierungs- und Bewertungshilfe zur Verfügung stellen, die selbst solche Programme durchführen möchten bzw. über den Einsatz und die Finanzierung entscheiden. Den Anbieterinnen und Anbietern der Programme kann die Veröffentlichung zur Standortbestimmung dienen und ggf. Anregungen zur Weiterentwicklung ihrer Maßnahmen geben.

Köln, Oktober 2005

Prof. Dr. Elisabeth Pott
Direktorin der Bundeszentrale
für gesundheitliche Aufklärung

Inhalt

Vorwort   3

1. Einleitung   9

2. Ziele und Zielgruppe der Veröffentlichung   13

3. Grundlagen Lebenskompetenz   15

    3.1   Einordnung und Abgrenzung des Begriffs „Lebenskompetenz"   16

    3.2   Theoretischer Hintergrund   19

    3.3   Einordnung in Modelle der Gesundheitsförderung und Abgrenzung zur Psychotherapie   23

    3.4   Einsatzbereiche von Lebenskompetenzprogrammen   25

       3.4.1 Lebenskompetenzprogramme im Kindes- und Jugendalter   25

       3.4.2 Lebenskompetenzprogramme im Erwachsenenalter   27

4. Beschreibungsdimensionen und Analyse deutschsprachiger Lebenskompetenzprogramme   29

    4.1   Identifikation und wissenschaftliche Grundlage der Auswahl der Programme   30

       4.1.1 Programmsuche   30

       4.1.2 Identifikation und Einschlusskriterien   31

4.2 Beschreibungs- und Bewertungsdimensionen
für Lebenskompetenzprogramme 32

4.2.1 Beschreibungsdimensionen der Programme 32
4.2.2 Bewertung der Programme 35

4.3 Zusammenfassende Analyse der identifizierten
Programme 37

4.3.1 Programme für Kinder und Jugendliche 38

4.3.1.1 Prävention von Substanzmissbrauch 38
4.3.1.2 Prävention von Angststörungen und Depression 47
4.3.1.3 Prävention von Aggressivität, Gewalt und Kriminalität 50
4.3.1.4 Förderung von sozialen und berufsbezogenen Fertigkeiten bei Jugendlichen 55
4.3.1.5 Unspezifische Programme 59

4.3.2 Programme für Erwachsene 62

5. Schlussfolgerungen und Ausblick 69

6. Kommentierte Übersicht über die Programme 75

6.1 Verzeichnis der eingeschlossenen Programme 76

Steckbrief 1: Klasse2000 77
Steckbrief 2: Fit und stark fürs Leben 82
Steckbrief 3: Eigenständig werden 87
Steckbrief 4: ALF – Allgemeine Lebenskompetenzen
und Fertigkeiten 92
Steckbrief 5: Erwachsen werden 97
Steckbrief 6: Leipziger Programm – Unterrichtsvorschläge
zur Anwendung des Soester Programms
und ALF 102
Steckbrief 7: Soester Programm 107
Steckbrief 8: Ecstasy-Präventionsprogramm 112
Steckbrief 9: Freunde für Kinder 116
Steckbrief 10: LARS&LISA 120
Steckbrief 11: Gesundheit und Optimismus (GO) 124
Steckbrief 12: Faustlos 129
Steckbrief 13: Verhaltenstraining für Schulanfänger 135
Steckbrief 14: Komm, wir finden eine Lösung 138
Steckbrief 15: Sozialtraining in der Schule 142
Steckbrief 16: PIT – Prävention im Team 146
Steckbrief 17: Training mit Jugendlichen 151

Steckbrief 18: Wer hat das Zeug zum Unternehmer? –
Training zur Förderung unternehme-
rischer Potenziale   155
Steckbrief 19: Fit for Life   159
Steckbrief 20: Ich bin ich – Gesundheitsförderung
durch Selbstverwirklichung   163
Steckbrief 21: MindMatters   167
Steckbrief 22: Wege zum Wohlbefinden   172
Steckbrief 23: A.C.T. – Aktivierendes Competenz Training   176
Steckbrief 24: Gruppentraining sozialer Kompetenzen   181
Steckbrief 25: Kompetenztraining für Seniorengruppen   185

6.2 Verzeichnis der nicht eingeschlossenen
Programme   189

7. Literatur   195
7.1 Literatur eingeschlossene Programme   198

1. Einleitung

Der Begriff „Lebenskompetenzförderung" hat seit Beginn der 90er-Jahre eine rasche Verbreitung erfahren. Nach der Weltgesundheitsorganisation ist lebenskompetent, wer
- sich selbst kennt und mag,
- empathisch ist,
- kritisch und kreativ denkt,
- kommunizieren und Beziehungen führen kann,
- durchdachte Entscheidungen trifft,
- erfolgreich Probleme löst
- und Gefühle und Stress bewältigen kann.

Das Konzept der Lebenskompetenz lässt sich in viele gesundheitsbezogene Theorien einbetten und ist als Strategie der Gesundheitsförderung zu verstehen. Ziel der vorliegenden Publikation ist es, einen fundierten Überblick über deutschsprachige Programme zur Lebenskompetenzförderung zu geben, die zugänglich und evaluiert sind. Das Fachheft wendet sich an alle in der Gesundheitsförderung Tätigen, die über den Einsatz der Programme entscheiden und/oder sie selbst durchführen.

Es konnten 25 deutschsprachige Lebenskompetenzprogramme ausgemacht werden, die den Interessierten zugänglich und wissenschaftlich evaluiert sind. Die meisten Programme wurden in den 90er-Jahren entwickelt und sind in den letzten fünf Jahren erschienen oder überarbeitet worden. Sie werden in Steckbriefen anhand von sechs Dimensionen beschrieben und zusammenfassend analysiert und bewertet. Damit haben die Praktikerinnen und Praktiker die Möglichkeit, für ihr Arbeitsfeld das Programm zu identifizieren, das sie brauchen.

Durch die Programme wird sowohl die Altersgruppe der Kinder und Jugendlichen als auch die der Erwachsenen abgedeckt. Die Bereiche, in denen sie eingesetzt werden, sind: allgemeine Förderung von Lebensfertigkeiten und gesundheitsfördernden Lebensweisen wie Ernährung und Bewegung sowie Prävention von Substanzmissbrauch, Aggression und Gewalt sowie Angststörungen und Depression. Ebenso konnten auch Programme zur Förderung der beruflichen Entwicklung identifiziert werden.

Die Schule ist das Setting, in dem die meisten Programme durchgeführt werden. Sie konzentrieren sich in der Regel auf die Arbeit mit dem Individuum und weniger auf die Arbeit mit seinem sozialen Umfeld. Erfreulicherweise sind alle Programme theoretisch fundiert und bauen meist auf bereichsspezifischen Theorien und Konzepten auf. Alle hier vorgestellten Maßnahmen trainieren einen breiten Kanon an Lebensfertigkeiten und nennen sich zu Recht Lebenskompetenzprogramme. Wie konzeptionell vorgesehen, werden überall eher interaktive und verhaltensbezogene Methoden eingesetzt. Besonderheiten von Untergruppen der Teilnehmerinnen und Teilnehmer, wie zum Beispiel das Geschlecht, finden allerdings nur selten Berücksichtigung in den Materialien.

Die Umsetzbarkeit und Akzeptanz der Maßnahmen ist fast überall dokumentiert. Die Wirksamkeit der Programme ist bisher teilweise durch qualitativ hochwertige Studien (insbesondere im Präventionsbereich Substanzmissbrauch

und Angst/Depression) überprüft worden; teilweise sind die durchweg gut angelegten Studien noch nicht beendet. Allerdings gibt es vereinzelt auch wenig
aussagekräftige Studien. Bei der Beurteilung der Wirksamkeit haben wir uns
auf kontrollierte Studien (mit Kontrollgruppe, randomisierte oder nicht randomisierte Zuordnung zu den Gruppen) beschränkt. Hinsichtlich der Effekte
auf die Lebenskompetenz reicht die Datenbasis noch nicht aus, um eine endgültige Bewertung der Beeinflussung von Lebensfertigkeiten zu erlauben.
Dies liegt auch an mangelnden Evaluationsinstrumenten. Bisher gibt es Hinweise für die Förderung der Lebenskompetenz durch die positive Beeinflussung gesundheitsförderlicher Schutzfaktoren wie Selbstwert, soziale Kompetenz/Sozialverhalten, Standfestigkeit und Alltagsbewältigung. Die Programme
im Bereich Prävention von Substanzmissbrauch und Angststörungen/Depression sind am vielversprechendsten. Risikofaktoren des späteren Substanzmissbrauchs, von Angststörungen und Depression wie verfrühter Konsum,
frühe depressive Symptome und Angstsymptome wurden beeinflusst. Um die
tatsächliche Reduktion späterer psychischer Störungen durch die Präventionsbemühung zu beurteilen, sind langfristigere Studien nötig. Valide Aussagen zu den unspezifischen Programmen mit Kindern und Jugendlichen sind
aufgrund fehlender Daten nicht möglich. Im Erwachsenenalter können Effekte auf gesundheitsförderliche Verhaltensweisen (Ernährung) und Alltagsbewältigung sowie subjektive Gesundheit und körperliche Beschwerden beobachtet
werden.

Zusammenfassend beurteilt ist das Potenzial, das Lebenskompetenzprogramme theoretisch haben, in Umsetzung und Wirksamkeit sicher noch nicht ausgeschöpft. Die erfreulich weit verbreitete theoretische Fundierung der Programme verspricht zukünftig die in der Gesundheitsförderung und Prävention
zu erwartenden Erfolge.

2. Ziele und Zielgruppe der Veröffentlichung

Ziel der Veröffentlichung ist es, einen fundierten Überblick über deutschsprachige Programme zur Lebenskompetenzförderung zu geben, die zugänglich und evaluiert sind. Fundiert ist der Überblick, weil er Angebote umfasst, die durch eine systematische Suche mittels definierter Begriffe ermittelt worden sind. Die Angebote wurden anhand ausgewählter Dimensionen beschrieben und so für die Leser und Leserinnen transparent gemacht. Schließlich wurde eine Beurteilungsgrundlage geschaffen, das heißt anhand wissenschaftlicher und praxisorientierter Kriterien wurden die Programme beurteilt bzw. erlauben dem Leser bzw. der Leserin eine Beurteilung nach seinen bzw. ihren Interessen. Einheitliche Kriterien erlauben wiederum, Programme zusammenfassend zu beschreiben sowie sie miteinander zu vergleichen.

Dieses Fachheft wendet sich an alle in der Gesundheitsförderung Tätigen, die über den Einsatz der Programme entscheiden und/oder sie selbst durchführen. Den Anbieterinnen und Anbietern der Programme kann die Veröffentlichung zur Standortbestimmung dienen und gegebenenfalls Anregungen zur Weiterentwicklung ihrer Maßnahmen bieten.

3. Grundlagen Lebenskompetenz

Der Begriff „Lebenskompetenzförderung" hat seit Beginn der 90er-Jahre eine rasche Verbreitung erfahren. So erfreulich die offensichtliche Akzeptanz dieses Ansatzes ist, so bedauerlich ist seine unscharfe Definition. Oft werden unter Lebenskompetenzförderung vereinzelte Aktionen „verkauft", oder aber Programme trainieren Lebenskompetenz, ohne den Begriff zu gebrauchen. Deshalb wollen wir zuerst den Begriff „Lebenskompetenz", wie wir ihn in dieser Publikation verstehen, verdeutlichen und abgrenzen.

3.1 Einordnung und Abgrenzung des Begriffs „Lebenskompetenz"

Lebenskompetent ist, wer
- sich selbst kennt und mag,
- empathisch ist,
- kritisch und kreativ denkt,
- kommunizieren und Beziehungen führen kann,
- durchdachte Entscheidungen trifft,
- erfolgreich Probleme löst
- und Gefühle und Stress bewältigen kann.

So definiert die Weltgesundheitsorganisation (WHO 1994) die zehn zentralen „Life Skills" für unseren Kulturkreis, die als Lebenskompetenz oder Lebensfertigkeiten im deutschsprachigen Raum übersetzt werden. In diesem Sinne verstehen wir Lebenskompetenz in Anlehnung an von Kardoff (2003, Seite 135) als „Fähigkeit von Menschen ... erworbene (Lebens-)Fertigkeiten und soziale Regeln sowie Wissensbestände sach- und situationsgerecht sowie zum richtigen Zeitpunkt zum Erreichen eines zum Beispiel gesundheitsbezogenen Ziels einzusetzen". Der Begriff Kompetenz weist zum einen auf die Zuständigkeit für die eigene Gesundheit im Sinne von Verantwortlichkeit und Selbstbestimmung hin, bedeutet aber auch gleichzeitig, die persönlichen Voraussetzungen und Fähigkeiten zu eben dieser Zuständigkeit zu besitzen (von Kardoff 2003).

Im Folgenden werden die einzelnen Lebensfertigkeiten näher beschrieben, auf denen die Lebenskompetenz beruht (übersetzt aus WHO 1994, S. 2f.):

Die *Selbstwahrnehmung* bezieht sich auf das Erkennen unserer eigenen Person, unseres Charakters, unserer Stärken und Schwächen, Wünsche und Abneigungen. Die Entwicklung der Selbstwahrnehmung kann uns helfen, zu erkennen, wann wir gestresst sind oder unter Druck stehen. Oft ist sie auch für effektive Kommunikation und interpersonale Beziehungen sowie für die Entwicklung von Empathie Voraussetzung.

Empathie ist die Fähigkeit, sich in eine andere Person, auch in einer uns fremden Situation, hineinzuversetzen. Empathie kann uns helfen, andere, die sich möglicherweise sehr von uns unterscheiden, zu verstehen und zu akzeptieren. Dies kann die soziale Interaktion zum Beispiel auch in Situationen ethnischer oder kultureller Verschiedenheit fördern. Empathie kann ebenfalls helfen, fürsorgliches Verhalten gegenüber Menschen zu entwickeln, die hilfs- oder pflegebedürftig sind.

Kreatives Denken erleichtert sowohl die Fertigkeit, Entscheidungen zu treffen als auch das Problemlösen, da wir unser Handeln und Nichthandeln auf die vorhandenen Alternativen und die verschiedenen Konsequenzen hin überdenken können. Es hilft uns, über unseren direkten Erfahrungshorizont hinauszuschauen. Auch wenn wir nicht vor einem Problem stehen oder eine Entscheidung treffen müssen, kann uns kreatives Denken helfen, Alltagssituationen angemessen und flexibel zu meistern.

Kritisches Denken umfasst die Fertigkeiten, die man braucht, um Informationen und Erfahrungen objektiv zu analysieren. Kritisches Denken kann gesundheitsfördernd sein, da es uns hilft, die Einflussfaktoren auf unsere Einstellung und unser Verhalten (beispielsweise Wertvorstellungen, Gruppendruck, Medien) zu erkennen und einzuschätzen.

Die Fertigkeit *Entscheidungen zu treffen*, hilft uns dabei, konstruktiv mit Entscheidungen umzugehen, die unseren Alltag betreffen. Dies kann sich insofern auf die Gesundheit auswirken, als dass junge Menschen bewusst über ihre gesundheitsbezogenen Handlungen entscheiden, indem sie die unterschiedlichen Optionen bedenken und die Folgen verschiedener Entscheidungen mit in ihre Entscheidung einbeziehen.

Die *Problemlösefertigkeit* befähigt uns, Probleme in unserem Alltag konstruktiv anzugehen. Bedeutsame Probleme, die nicht gelöst werden, können psychischen Stress verursachen und körperliche Belastungen hervorrufen. (Mittels einer Problemlösestrategie aus vorgegebenen Schritten können Probleme systematisch angegangen werden.)

Effektive Kommunikationsfertigkeit heißt: Wir sind fähig, uns angepasst an die Kultur und Situation sowohl verbal als auch nonverbal auszudrücken; das heißt, wir sind in der Lage, Meinungen und Wünsche, aber auch Bedürfnisse und Ängste zu äußern. Effektive Kommunikation beschreibt auch die Fertigkeit, in einer Notsituation um Rat und Hilfe zu bitten.

Unter *interpersonalen Beziehungsfertigkeiten* wird verstanden, dass man fähig ist, Freundschaften zu schließen und aufrechtzuerhalten. Dies kann sehr wichtig für unser psychisches und soziales Wohlbefinden sein. Gute Beziehungen zu Familienmitgliedern zu haben, die eine wichtige Quelle des sozialen Rückhalts sind, kann ebenfalls dazu gehören. Auch gehört die Fertigkeit dazu, Beziehungen konstruktiv zu beenden.

Gefühlsbewältigung umfasst das Bewusstwerden unserer eigenen Gefühle und denen anderer, das Erkennen, wie Gefühle Verhalten beeinflussen sowie die Fertigkeiten, angemessen mit Gefühlen umzugehen. Intensive Gefühle wie Wut oder Trauer können sich negativ auf unsere Gesundheit auswirken, wenn man nicht entsprechend auf sie reagiert.

Stressbewältigung beinhaltet das Erkennen der Ursachen von Stress im Alltag und wie sich dieser auf uns auswirkt sowie das Beherrschen von Strategien, die helfen, das Stressniveau zu kontrollieren. Dies kann bedeuten, dass wir zum Beispiel die Einstellung zu unserem Körper oder unserem Lebensstil verändern, um die Ursachen des Stresses zu reduzieren. Stressbewältigung heißt auch, sich zu entspannen und somit den gesundheitsgefährdenden Verspannungen, die durch unvermeidlichen Stress hervorgerufen wurden, entgegenzuwirken.

Lebenskompetenzförderung ist dadurch gekennzeichnet, dass sie einen Kanon an Fertigkeiten angeht. Insofern unterscheidet sie sich von Ansätzen, die sich auf einzelne (Lebens-)Fertigkeiten konzentrieren. Hierzu gehören zum Beispiel Stressbewältigungsprogramme (u. a. Klein-Heßling und Lohaus 2000; Kaluza 1996; Reschke und Schröder 2000), die auf die Identifikation und Bewältigung belastender Alltagsanforderungen fokussieren und weitere Fertigkeiten wie zum Beispiel Entscheidungen treffen oder kritisches Denken nicht trainieren; ferner Streitschlichterprogramme (u. a. Walker 2001; Faller, Kernkte und Wackmann 1996), die sich auf Konfliktlösung konzentrieren. Programme für Paare, die in diesem Zusammenhang genannt werden sollen, beschränken sich auf Kommunikation und soziale Problemlösung (u. a. Thurmaier 1997; Engl und Thurmaier 2000; Bodenmann 2001). Insofern werden diese Programme in unserer Übersicht nicht berücksichtigt.

Auch kontextorientierte Maßnahmen, bei denen durch das Einwirken auf das soziale Umfeld (Eltern, Lehrerinnen und Lehrer, Erzieherinnen und Erzieher) indirekt eine Verhaltensmodifikation und Entwicklungsförderung des Kindes oder Jugendlichen erzielt werden soll, werden in der vorliegenden Arbeit ausgeklammert. Bei diesen Programmen steht nicht die Kompetenzförderung der eigentlichen Zielperson im Vordergrund. Es wird dagegen mit einflussreichen Bezugspersonen an entwicklungsförderlichen Erziehungspraktiken gearbeitet, um darüber ihre Erziehungskompetenz zu steigern und die positive Entwicklung des Kindes zu sichern (Sanders 1999; Olweus 2002; Tennstädt et al. 1994). Diese Programme wurden aus der Expertise ausgeschlossen, weil hier nur Maßnahmen dargestellt werden sollten, die direkt mit der Zielgruppe arbeiten. Dies heißt nicht, dass Ansätze, die mit Betreuungspersonen arbeiten, nicht sinnvoll sind. Im Gegenteil: Wir erachten sie gerade im Kindesalter als sehr sinnvoll.

Schließlich sind Lebensfertigkeiten von den so genannten Livelihood Skills abzugrenzen, deren Training oft in der Behandlung psychiatrischer Fälle Anwendung findet. Dort geht es um Alltagsfertigkeiten wie Hygiene oder Verpflegung (Trauer et al. 1995).

Hinsichtlich der Förderung sozialer Kompetenz fällt die Abgrenzung zur Lebenskompetenzförderung leicht (sie fokussiert auf eine Untergruppe an Lebensfertigkeiten: Kommunikation und Beziehungsfähigkeit). Da sie weithin mit Lebenskompetenz gleichgesetzt wird, haben wir sie mit aufgenommen.

3.2 Theoretischer Hintergrund

Die Lebenskompetenzförderung lässt sich als Umsetzungsstrategie mehrerer Theorien des Gesundheitsverhaltens und des abweichenden Verhaltens einordnen.

Die *salutogenetische Perspektive* fragt nach den personalen und kontextbezogenen Entstehungs- und Erhaltungsbedingungen von Gesundheit (Antonovsky, zitiert nach Franzkowiak 2003). Welche Voraussetzungen müssen auf Seiten der Person selbst sowie auf Seiten sozialökologischer Rahmenbedingungen gegeben sein, damit wir gesund bleiben? Die in unserem Zusammenhang interessierenden Lebensfertigkeiten können als „generalisierte Widerstandsressourcen" verstanden werden, die eine konstruktive Bewältigung von psychischen und sozialökologischen Spannungen und Belastungen ermöglichen. Mit ausreichenden Widerstandsressourcen ist die Entwicklung und dauerhafte Aufrechterhaltung eines Kohärenzsinns möglich, der verstanden wird als positives und aktives Selbstbild der Handlungsfähigkeit sowie der Gewissheit, sich selbst und die eigenen Lebensbedingungen steuern und gestalten zu können. Wesentlich ist hierfür eine Grundhaltung, nach der die Welt als zusammenhängend und sinnvoll angesehen wird. Je höher der Kohärenzsinn, desto eher werden Stressoren erfolgreich und in positiver Weise für die Gesundheit bewältigt.

Lebenskompetenzförderung kann auch als Umsetzungsstrategie des *Risiko- und Schutzfaktorenmodells* verstanden werden. Risikofaktoren erhöhen die Wahrscheinlichkeit ungesunden Verhaltens, Schutzfaktoren erniedrigen diese Wahrscheinlichkeit angesichts einer Risikosituation. Die Faktoren sind in unterschiedlichen Kontexten menschlichen Lebens angesiedelt, wie zum Beispiel der Person, dem sozialen Umfeld und der Gesellschaft. Lebensfertigkeiten sind in diesem Zusammenhang intra- und interpersonale Schutzfaktoren. Die *Theorie des Problemverhaltens* (Jessor und Jessor 1977; Jessor 2001) greift diese Idee der risikoerhöhenden und risikoreduzierenden Einflussfaktoren auf und postuliert, dass verschiedene riskante Verhaltensweisen von den gleichen Faktoren verursacht werden. Insofern sollten intervenierende Maßnahmen auf diese gemeinsamen sozialen und psychologischen Faktoren fokussieren. Ähnlich ist auch die Lebenskompetenzförderung im Rahmen des *Resilienzansatzes* zu sehen. Resilienz beschreibt die Prozesse, durch die ein Individuum, eine Familie oder eine Community angesichts von starker Beeinträchtigung oder Risiko dennoch gut adaptieren oder funktionieren kann (Luthar et al. 2000).

Resilienz ist also nicht als Persönlichkeitseigenschaft zu verstehen, sondern als eine Anzahl an Prozessen, auf die geschlossen werden kann, wenn das zu betrachtende System sich kompetent verhält, obwohl es großer Not oder andauerndem Risiko ausgesetzt ist. Auf individueller Ebene kann das andauernde Risiko zum Beispiel ein psychisch kranker Elternteil oder das Aufwachsen in Armut sein, dem das Kind durch Persönlichkeitseigenschaften (Intelligenz, einfaches Temperament) oder oft auch durch die Gestaltung sozialer Beziehungen (unterstützender Lehrer/unterstützende Lehrerin oder Bezugsperson) begegnet. Da die Persönlichkeitseigenschaften aber auch Lebensfertigkeiten betreffen können, ist Lebenskompetenzförderung auch potenzielle Resilienzförderung.

Die *Selbstwirksamkeit* wird oft als eigene Lebenskompetenz beschrieben. Wir würden sie aber eher als Ergebnis erfolgreich angewandter Lebensfertigkeiten ansehen. Selbstwirksamkeit bezieht sich auf die Überzeugung, bestimmte Handlungen durchführen zu können, die notwendig sind, um ein spezielles

Ziel zu erreichen (Bandura 1997; Schwarzer 1992). Die Motivation, eine Handlung auszuführen, wird durch Kompetenz- und Ergebniserwartungen einer Person kognitiv beeinflusst. Das Training von Lebensfertigkeiten umfasst die Übung vieler Handlungen zum Erreichen eines (gesundheitsbezogenen) Ziels. Diese Handlungen werden nicht nur im „Trockenen" geübt, sondern idealerweise auch im Alltag, was die Kompetenzerwartung festigen sollte, sie tatsächlich zu beherrschen und zielgerichtet einsetzen zu können.

Über das Konstrukt Selbstwirksamkeit findet die Lebenskompetenzförderung auch ihren Platz in der spezifizierten Version des Health-Belief-Modells, nämlich der *Theorie zur Schutzmotivation* (Boer und Seydel 1996). Demnach hängt das Gesundheitsverhalten oder die Schutzmotivation von der Bewertung der eigenen Bedrohung durch eine Krankheit und von der Bewertung der eigenen Bewältigungsmöglichkeit ab. Die Einschätzung der eigenen Bewältigungsmöglichkeit ist unter anderem von der Selbstwirksamkeit beeinflusst: Wenn ich glaube, ein schützendes Verhalten durchführen zu können, ziehe ich dieses Verhalten eher in Erwägung. In der *Theorie des rationalen Handelns* sowie der um den Faktor der wahrgenommenen Verhaltenskontrolle erweiterten *Theorie des geplanten Verhaltens* (Fishbein und Ajzen, zitiert nach Seibt 2003) wird die Verhaltensabsicht nicht nur als abhängig von subjektiven Einstellungen gesehen, sondern es werden zusätzlich sozialnormative Faktoren berücksichtigt. Entsprechend dieser Sichtweise wird die Person mit größerer Wahrscheinlichkeit ein Verhalten ausführen, wenn sie überzeugt ist, dass dies ihrer Gesundheit nützt und wenn sie sozialen Druck erfährt, sich entsprechend gesundheitsbewusst zu verhalten. Ob und wie stark sich dieser soziale Einfluss auf das Verhalten auswirkt, ist dabei abhängig von der Bedeutsamkeit der Einfluss nehmenden Person(en) und der Bereitschaft, dem Wunsch dieser Person(en) nachzukommen.

Im *Modell der sozialen Informationsverarbeitung* (Dodge 1993) werden fünf Stufen beschrieben, die während einer Handlungsentscheidung durchlaufen werden: Wahrnehmung der Situation, Interpretation der Information, Reaktionssuche im Verhaltensrepertoire, Reaktionsbewertung nach kurz- und langfristigen Konsequenzen und Handeln. Lebensfertigkeiten können, da sie Basiskompetenzen sind, eine angemessene Informationsverarbeitung unterstützen. In Selbstwahrnehmung und Empathie geübte Personen nehmen realistischer wahr, in kritischem Denken geübte Personen interpretieren angemessener, in Kommunikation und Beziehungsfertigkeiten Trainierte haben ein breiteres Verhaltensrepertoire, im Entscheidungen treffen Versierte wägen Konsequenzen besser ab, und schließlich können in Kommunikation und

Beziehungsfertigkeiten Geübte auch besser die ausgewählte Handlungsalternative umsetzen.

Die *Entwicklungspsychologie* schließlich sieht in vielen abweichenden Verhaltensweisen eine misslungene Auseinandersetzung mit den spezifischen Entwicklungsaufgaben der jeweiligen Lebensphase (Reese und Silbereisen 2001). Lebenskompetenzförderung kann hier als Entwicklungsförderung verstanden werden, weil Fertigkeiten trainiert werden, die eine konstruktive Bearbeitung der Aufgaben ermöglichen und destruktive Bewältigungsformen überflüssig machen.

Weniger für den Inhalt der Lebenskompetenzförderung wichtig als für ihre Didaktik, Technik und Methodik sind die kognitiv-behaviorale Theorie des Verhaltens (vgl. Reinecker 1994) und die sozial-kognitive Lerntheorie (Bandura 1997):

Die *Theorie des sozialen Lernens* besagt unter anderem, dass durch die Beobachtung von Modellen, die ein bestimmtes Verhalten zeigen, der Erwerb neuen Verhaltens ohne Versuch und Irrtum ermöglicht wird (Bandura 1997). Modellbeobachtung verstärkt oder schwächt Verhaltenshemmungen, je nachdem ob das Modell für sein Verhalten belohnt oder bestraft wird. Beim sozialen Lernen kann ein bestimmtes Verhalten durch gezielte Hinweise, wann dieses Verhalten angezeigt ist, aktiviert werden (Bandura 1997). Diese Effekte werden in Präventionsprogrammen insbesondere durch den Einsatz von Rollenspielen und anderen interaktiven Methoden angestrebt.

Verhaltensanalyse, Zielanalyse, Selbstmanagement, Verstärkung und Generalisierung von Verhalten sind *verhaltenstherapeutische Techniken und Prinzipien*, die in den Programmen zu finden sind. Versteht die Zielgruppe, warum sie ein bestimmtes Verhalten betreibt, kann sie eher nach Verhaltensalternativen suchen. Selbstbeobachtung, Selbstbewertung und Selbstverstärkung sowie das Üben in unterschiedlichen Situationen sind Voraussetzungen für den Transfer des im Programm gelernten Verhaltens. Lob und Anerkennung durch die Vermittlerinnen und Vermittler bzw. anderen Teilnehmerinnen und Teilnehmern der Maßnahme erhöhen die Wahrscheinlichkeit, dass das gelernte Verhalten weiterhin gezeigt wird.

Untrennbar mit dem Lebenskompetenzansatz verbunden sind interaktive Methoden. Nach Tobler et al. (2000) sind interaktive Methoden dadurch gekennzeichnet, dass Lehrerinnen und Lehrer bzw. Trainerinnen und Trainer nicht nur als Lehrende auftreten, die Informationen und Wissen durch didaktische Präsentationen im Frontalunterricht vermitteln, sondern stattdessen als Moderatorinnen und Moderatoren von Gruppenaktivitäten fungieren, wobei sie den Austausch zwischen den Teilnehmerinnen und Teilnehmern anregen, strukturieren und begleiten.

Als Methodik von Lebenskompetenzprogrammen empfehlen sich je nach Ziel folgende Elemente: Die Informationsvermittlung kann über den Einsatz von Arbeitsblättern und Folien, den Audio-/Videoeinsatz oder Demonstrationsexperimente erfolgen. Kleingruppen- und Paararbeiten, Gruppendiskussion sowie Interaktionsspiele dienen dem Informationsaustausch nicht nur zwischen Trainerin bzw. Trainer und Gruppe, sondern auch zwischen den Teilnehmerinnen und Teilnehmern. Das Brainstorming kann als Methode genutzt werden, um in der Gruppe zum Beispiel Ideen zu generieren oder verschiedene alternative Problemlösungen zu finden. Zur Steigerung der Selbstbeobachtungsfertigkeit lassen sich Fragebogen und Protokolle einsetzen oder Rollenspiele mit Videoaufzeichnungen nutzen. Über Rollenspiele können auch neue Verhaltensweisen eingeübt werden, die durch den Einsatz von Belohnungssystemen sowie das weitere Üben zum Beispiel über Hausaufgaben nochmals gefestigt werden. Um Strategien der Selbstberuhigung und Entspannung zu vermitteln, können unter anderem Atemübungen, Entspannungsgeschichten oder gelenkte Fantasiereisen in die Sitzungen integriert werden, wobei auch hier das regelmäßige Wiederholen dieser Entspannungseinheiten wesentlich für die Verfestigung des Gelernten ist. Diese Anregungsliste ist sicher nicht erschöpfend; kreative Ideen haben ihren Platz, wenn sie das Einbeziehen der Teilnehmerinnen und Teilnehmer und die Interaktion zwischen ihnen berücksichtigen sowie zielgerichtet vorgehen.

3.3 Einordnung in Modelle der Gesundheitsförderung und Abgrenzung zur Psychotherapie

Da die *Lebenskompetenzförderung* das Ziel verfolgt, gesundheitsrelevante Lebensweisen und Lebensbedingungen zu verbessern, lässt sie sich als Strategie der Gesundheitsförderung verstehen. Des Weiteren zielt sie auf die Vorbeugung von Krankheiten und psychischen Störungen ab und kann entsprechend als Strategie der Prävention begriffen werden. Die Lebenskompetenzförderung ist demnach den Begriffen „Gesundheitsförderung" und „Prävention" untergeordnet.

Ein wichtiges Prinzip der Gesundheitsförderung ist der Blick auf die gesamte Bevölkerung in ihren alltäglichen Lebenszusammenhängen. Entsprechend wendet man sich mit universellen Maßnahmen an unausgelesene Personengruppen aus der Allgemeinbevölkerung (zum Beispiel gesamte Schulklasse), ohne dass individuelle Risikobedingungen des Einzelnen bzw. der Einzelnen dabei Berücksichtigung finden. Dieses universelle Vorgehen ist von selektiven und indikativen Maßnahmen zu unterscheiden, die speziell für gefährdete Risikogruppen bzw. -personen konzipiert wurden und sich am Bedarf von Untergruppen in der Bevölkerung orientieren (Institute of Medicine 1994). Gesundheitsförderung soll eine primäre Aufgabe des Gesundheits- und Sozialbereichs und keine medizinische Dienstleistung sein. Es soll versucht werden, die Förderung der Gesundheit durch die Verbindung unterschiedlichster Maßnahmen voranzutreiben: durch Information, Erziehung, Gesetzgebung, steuerliche Maßnahmen, ordnungspolitische Regelungen, gemeindenahe Veränderungen sowie spontane Schritte gegen Gesundheitsgefährdungen (Kaba-Schönstein 2003).

Gesundheitsförderung durch Lebenskompetenzprogramme, wie sie im Glossar „Leitbegriffe der Gesundheitsförderung" (BZgA 2003) vorgestellt werden, können hier als Erziehungsmaßnahme eingeordnet werden, die sich an universelle Zielgruppen richtet, wie sie in Schulen und nicht in Praxen von Ärztinnen und Ärzten zu finden sind. Insofern haben wir auch selektive bzw. indikative Programme für Risikogruppen und -fälle wie aggressive Kinder (Petermann und Petermann 2005), sozial unsichere Kinder (Ahrens-Eipper und Leplow 2003; Petermann und Petermann 2003; Lübben und Pfingsten 1999) oder übergewichtige Kinder und Jugendliche (Warschburger et al. 1999) nicht mit einbezogen.

Ebenfalls haben wir Programme, die für das Therapiesetting entwickelt wurden und nur dort Anwendung finden, ausgeschlossen (sozial unsichere Erwachsene; vgl. Ullrich und de Muynck 2001). Gesundheitsförderung durch Lebenskompetenzprogramme richtet sich nicht an Kranke, die zur Behebung ihrer psychischen Störung spezifische Fertigkeiten lernen müssen. Auch wenn sie möglicherweise von solchen Trainings profitieren würden, ginge ein solches Vorgehen an der eigentlich benötigten Behandlung vorbei.

3.4 Einsatzbereiche von Lebenskompetenzprogrammen

Wenn auch nach obiger Definition nicht alles Lebenskompetenz ist, was als Lebenskompetenz in der Gesundheitsförderung angeboten wird, hat sich der Ansatz in den letzten Jahren doch stark verbreitet. Insbesondere in der Suchtprävention wurden viele schulische Lebenskompetenzprogramme entwickelt (vgl. Maiwald und Reese 2000). Analysiert man Programme zur Vorbeugung weiterer Risikoverhaltens (Essstörungen, Aggression, Depression, Ängstlichkeit, Sexualverhalten) inhaltlich, so nimmt die Lebenskompetenzförderung auch dort einen großen Raum ein (Reese und Silbereisen 2001). Die Programme unterscheiden sich hinsichtlich der Fähigkeiten, auf die beim Training fokussiert wird. Zudem werden meist nicht alle Fähigkeiten thematisiert. Einige Maßnahmen beziehen mehrere Risikobereiche mit ein. Andere wiederum sind unspezifisch konzipiert und finden Anwendung in unterschiedlichen Bereichen der Gesundheitsförderung.

3.4.1 Lebenskompetenzprogramme im Kindes- und Jugendalter

Die WHO (1996) nennt als im internationalen Raum bereits verwirklichte Einsatzbereiche von Lebenskompetenzprogrammen die Prävention von Substanzmissbrauch, Suizid, Essstörungen, Gewalt und Konfliktlösung, Fremdenfeindlichkeit, Delinquenz, Aids sowie Schwangerschaft in der Jugend. Reese und Silbereisen (2001) haben internationale Präventionsprogramme zu verschiedenen Arten jugendlichen Risikoverhaltens zusammengestellt, die dem derzeitigen Stand der jeweiligen Forschung entsprechen (vgl. Tabelle 1 auf Seite 26). Die Einteilung der Programminhalte nach allgemeinen und spezifischen Elementen lässt leicht erkennen, dass Life Skills wie Kommunikation, Selbstsicherheit, Problemlösung, interpersonale Beziehungen, Gefühlsbewältigung und Stressbewältigung in allen Präventionsmaßnahmen enthalten sind.

Für den deutschen Raum haben wir Lebenskompetenzprogramme für Kinder und Jugendliche in den Bereichen Substanzmissbrauch, Angst und Depression, Aggression, Impulsivität und Gewalt sowie mit dem Ziel der unspezifischen Gesundheitsförderung gefunden. In einigen Programmen werden neben diesen übergeordneten Zielbereichen auch ein gesundes Ernährungsverhalten

Bereich	Allgemeine Präventionsinhalte	Spezifische Präventionsinhalte
Substanzmissbrauch	Selbstkonzept, Kommunikation, soziale Kontakte, Problemlösung, Freizeitgestaltung, kritisches Denken, Gefühlsbewältigung, Stressbewältigung	Standfestigkeit, Wissen über Wirkung und Folgen von Substanzkonsum und Prävalenzen, Einstellung
Gewalt	Soziale Fertigkeiten, Problemlösen, prosoziales Verhalten, Empathie, Impulskontrolle, Umgang mit Ärger und Wut, Selbstkontrolle, Erkennen und Interpretieren von Gefühlen, Selbstbehauptung differenzierte soziale Wahrnehmung, Kooperation, kritisches Denken	Wissen, Einstellung, gegenseitiges Kennenlernen, Erleben von Diskriminierung, Analyse von Gruppenprozessen, Förderung der moralischen Entwicklung
Sexualverhalten	Sexualerziehung: Werteklärung, Selbstwahrnehmung, kritisches Denken, Entscheidungen treffen, Kommunikation, Selbstsicherheit, Zielsetzung HIV: Soziale Fertigkeiten, Kommunikation, Selbstsicherheit, Selbstwirksamkeit Sexueller Missbrauch: Selbstsicherheit, Gefühlswahrnehmung, kritisches Denken, Suche nach Hilfe, Problemlösung	Risikowahrnehmung (Aids, Schwangerschaft), Inanspruchnahme von Hilfe, Wissen über Verhütung Wissen über Aids, Übertragung und Verhütung Nein zu Übergriffen sagen, Wissen über eigene Rechte
Essstörungen	Identität/Selbstkonzept, realistische Vorbilder suchen, kritisches Denken, Selbstsicherheit, Entscheidungen treffen, Stressmanagement, Konfliktlösung, Körperbild-Selbstbewertung, Selbstakzeptanz, Kommunikation	Information zum normalen Verlauf von Körperentwicklung, Hunger, Energie, Ernährung; Diskussion über Schlankheitsideal
Depression/Angst	Zielklärung, Entscheidungen treffen, Selbstsicherheit, Stressbewältigung	Depressive Denkstile bearbeiten, Information zur Angst, Selbstkonfrontation, Techniken zur Veränderung kognitiver Verzerrungen
Suizid	Kommunikation, Problemlösung, Gefühlsbewältigung, Stressbewältigung, Zielsetzung, soziale Kontakte	Anzeichen von Suizidabsicht erkennen, Hilfesystem kennen lernen
Straßenverkehr	Selbstsicherheit, Konfliktlösung, Gefühlsbewältigung, Empathie, Kommunikation, Stressbewältigung	Hinterfragen der männlichen Geschlechtsrolle, verkehrsverhaltensbezogenes Risikobewusstsein und Selbstsicherheit

Tab. 1: Prävention von Risikoverhalten: Inhalte von internationalen verhaltens-orientierten Programmen (von Reese und Silbereisen 2001)

und Suizid als Problembereiche angesprochen. Es wird deutlich, dass Lebenskompetenzprogramme in Deutschland bis heute nicht für alle möglichen Problembereiche konzipiert wurden und zum Einsatz kommen.

3.4.2 Lebenskompetenzprogramme im Erwachsenenalter

Wohl aufgrund des „veralteten" Verständnisses, dass umfassende Prävention
im Erwachsenenalter nur wenig Sinn macht, sind die Einsatzbereiche von
Lebenskompetenzprogrammen im Erwachsenenalter gering. Evaluierte Maßnahmen zur Gesundheitsförderung stehen zwar auch für die Bereiche Pflege,
Stress, Partnerschaft, Schmerz, Krankheit und Sterbebegleitung zur Verfügung (zur Übersicht: vgl. Jerusalem 2001). Umfassende Programme, die dem
Lebenskompetenzansatz nahe kommen, sind jedoch insgesamt rar. Sie sind
eher unspezifisch ausgerichtet (zwei Programme) oder haben einen Fokus auf
den Bereich Bewegung und Ernährung.

4. Beschreibungsdimensionen und Analyse deutschsprachiger Lebenskompetenzprogramme

Im Folgenden wird das methodische Vorgehen bei der Identifikation und Auswahl der deutschen Lebenskompetenzprogramme beschrieben. Die Beschreibungs- und Bewertungsdimensionen, die zur weiteren Analyse der identifizierten Programme gewählt wurden, werden näher erläutert. Anschließend folgt eine zusammenfassende Beschreibung der identifizierten Programme, wobei eine Sortierung nach Zielverhalten und Zielgruppe eingehalten wird.

4.1 Identifikation und wissenschaftliche Grundlage der Auswahl der Programme

4.1.1 Programmsuche

Die Suche nach Maßnahmen der Lebenskompetenzförderung wurde in verschiedenen Schritten durchgeführt: Zunächst erfolgte eine systematische Literatursuche nach publizierten Programmen über das Literatursuchsystem des Buchhandels. Im Weiteren wurde das Internet allgemein mit Suchmaschinen (u. a. Google) sowie spezifisch über die Internetseiten bekannter Anbie-

Zielgruppe	Intervention	Inhalt
Kind/Kinder Erwachsener/Erwachsene	Programm Training Lebenskompetenzprogramm	Kompetenz – sozial – allgemein – Lebenskompetenz Gesundheit – Gesundheitsförderung Selbstwahrnehmung – sich selbst erkennen Empathie – empathisch sein Kommunikation – kommunizieren Beziehung – Beziehung führen Denken – kritisch – kreativ Entscheidungen – Entscheidungen fällen – Entscheidungsfindung Problem – Problemlösung – Probleme lösen Bewältigung – Gefühle bewältigen – Stress bewältigen

Tab. 2: Stichworte der Programmsuche

terinnen bzw. Anbieter sowie Multiplikatorinnen und Multiplikatoren von Gesundheitsförderungsmaßnahmen (zum Beispiel Sektion Gesundheitspsychologie des BDP [Berufsverband Deutscher Psychologinnen und Psychologen]) nach Programmen abgesucht. Eine Aufstellung der zur Suche eingesetzten Stichworte enthält Tabelle 2.

Neben dieser Literatursuche über den deutschen Buchhandel und das Internet wurden Anbieterinnen und Anbieter von Gesundheitsförderungsmaßnahmen angeschrieben und um Informationen zu Programmangeboten gebeten. Hier wurden die Landeszentralen der Gesundheitsförderung aller Bundesländer sowie ausgewählte Krankenkassen kontaktiert.

Ausgehend von den Programmen und Kontaktadressen, die bei der systematischen Suche und durch Empfehlung der Landeszentralen sowie Krankenkassen identifiziert wurden, konnten weitere Programme über das Schneeballprinzip ermittelt werden. Als gute Quellen erwiesen sich auch Übersichtsarbeiten zu Präventionsprogrammen und Maßnahmen der Gesundheitsförderung (Kalke et al. 2004; Jerusalem 2001; Jugert et al. 2004; Schick und Ott 2002; Verbeek und Petermann 1999; Heinrichs et al. 2002; Pössel und Hautzinger 2003).

4.1.2 Identifikation und Einschlusskriterien

Alle durch dieses Vorgehen gefundenen Programme wurden gesichtet. Anhand definierter Einschlusskriterien wurde dann über die Aufnahme des Programms entschieden:
1. Das Programm beinhaltet die Förderung vieler (nicht vereinzelter) personaler und/oder sozialer Kompetenzen (Life Skills).
2. Es handelt sich um ein Angebot für den deutschsprachigen Raum.
3. Es handelt sich um ein Programm, zu dem es ein ausgearbeitetes und publiziertes bzw. für Interessenten leicht zugängliches Manual gibt.
4. Die Durchführbarkeit und Wirksamkeit des Programms wurde in mindestens einer wissenschaftlichen Begleitstudie überprüft.

Für die vorliegende Übersicht wurden Maßnahmen der Lebenskompetenzförderung mit dem Ziel der Gesundheitsförderung und/oder Prävention für alle Altersgruppen einbezogen. Kurzfristige Aktionen und Veranstaltungen, die lediglich mit dem Etikett „Lebenskompetenzförderung" versehen wurden, sind nicht berücksichtigt worden. Von diesen Einschlusskriterien wurde in

Einzelfällen abgewichen, wenn eine Maßnahme einen Erfolg versprechenden Programmansatz berücksichtigte, zu dem wenige bzw. keine öffentlich beziehbaren und gut evaluierten Programme zu finden waren (vgl. schulübergreifender Ansatz) oder wenn es sich um den Import eines in anderen Ländern bereits länger eingesetzten Programms handelte.

Wurde ein Programm gefunden, bei dem die Erfüllung der Einschlusskriterien (Bezugsquelle, Evaluation) unklar blieb, wurden die Autorinnen und Autoren kontaktiert und um weitere Informationen zu ihrem Programm gebeten. Diese Ansprache wurde zusätzlich dazu genutzt, die Autorinnen und Autoren nach weiteren ihnen bekannten Programmen zur Gesundheitsförderung zu fragen und darüber weitere Programme zu identifizieren bzw. die bestehende Programmauswahl zu validieren. Die Gültigkeit der Programmauswahl wurde zusätzlich darüber gesichert, dass die Einschätzung der Auswahl von verschiedenen Experten im Bereich der Gesundheitsförderung in Deutschland eingeholt wurde. Eine Übersicht der über die Literaturrecherche gefundenen, aber nicht in dieser Publikation berücksichtigten Lebenskompetenzprogramme findet sich in Kapitel 7.

4.2 Beschreibungs- und Bewertungsdimensionen für Lebenskompetenzprogramme

4.2.1 Beschreibungsdimensionen der Programme

Um die identifizierten Programme beschreiben und auch vergleichen zu können, wurde ein Beschreibungsraster mit geeigneten Dimensionen entwickelt. Bei der Wahl dieser Beschreibungsdimensionen orientierten wir uns an einem bewährten Beschreibungsraster (Kröger 2000). Nach einer ersten Erprobung der vorläufigen Version des Rasters mit einigen der identifizierten Maßnahmen wurde die endgültige Version entwickelt.

Die Beschreibung der Lebenskompetenzprogramme erfolgt anhand von 15 Dimensionen, die in Tabelle 3 dargestellt und kurz erläutert oder anhand von Leitfragen illustriert werden. Jedes Programm wurde anhand dieser Dimensionen beschrieben, wobei die Informationen aus den Programmmanualen

1. Autorinnen/Autoren, Titel	
2. Anbieter/Verlag/ Kontaktadresse	Es wurden auch Programme aufgenommen, die nicht über den Buchhandel, sondern bei den Autorinnen und Autoren oder weiteren Kontaktpersonen direkt bezogen werden können.
3. Erscheinungsjahr	
4. ISBN/ISSN	
5. Zielgruppe	Hier steht primär die Nennung der Altersgrenzen im Vordergrund. Alle Programme sind per Einschlusskriterium universelle Maßnahmen.
6. Zielverhalten	Hier wird aufgeführt, ob ein spezielles – und wenn ja welches – Gesundheitsverhalten gefördert bzw. welches gesundheitsgefährdende Verhalten verhindert werden soll.
7. Setting	Unter diesem Punkt wird aufgezählt, welche Situationen bzw. örtliche Gegebenheiten für die Programmdurchführung Voraussetzungen sind. Daraus ergibt sich häufig auch eine Spezifizierung der Zielgruppe.
8. Beschreibung des Angebots	Bei der Beschreibung des Programms wird zunächst auf die Inhalte eingegangen, indem die trainierten Lebenskompetenzen aufgeführt werden, wobei wir uns auf die WHO-Definition (vgl. Kapitel 3.1) beziehen. Daran anschließend folgt – sofern vorhanden – eine Darstellung problemspezifischer Inhalte des Programms. Dabei handelt es sich um diejenigen Inhalte, die zusätzlich zur Förderung der Lebenskompetenzen in das Programm integriert sind, um ein spezielles Gesundheitsverhalten zu fördern bzw. ein gesundheitsgefährdendes Verhalten zu verhindern (zum Beispiel Standfestigkeitstraining gegenüber Konsumangeboten). Nach der inhaltlichen Schwerpunktsetzung wird der theoretische Hintergrund sowie das didaktische Vorgehen beschrieben.
9 Beschreibung der Materialien	Es werden die für die Programmumsetzung angebotenen Materialien beschrieben.
10. Dauer der Durchführung	
11. Qualifikation der Autorinnen/Autoren	Welchen fachlichen und beruflichen Hintergrund haben die Verfasser? Entstand das Programm in Zusammenarbeit verschiedener Autorinnen und Autoren – zum Beispiel innerhalb einer Projektgruppe –, so beschränkt sich die Darstellung auf den Hintergrund oder gegebenenfalls auf den Anlass dieser Zusammenarbeit.
12. Kosten des Angebots	Es werden materielle Aufwendungen für den Materialienerwerb sowie Kosten für Schulung und sonstiges genannt.

13. Qualifikation der Durchführenden	Welcher fachliche und berufliche Hintergrund wird für die Durchführung des Programms verlangt? Werden Schulungen für potenzielle Durchführende angeboten oder vorausgesetzt?
14. Erfolgskontrolle und Wirksamkeit	Welche Evaluationsstudien wurden bisher zum Programm durchgeführt? Welche Effekte konnten dabei auf Lebenskompetenzen und andere Schutzfaktoren nachgewiesen werden und welche Effekte auf das jeweilige Zielverhalten? Es wird kenntlich gemacht, welche Aussagekraft die Studienergebnisse haben (A: Randomisierte, kontrollierte Studie, B: Nicht randomisierte, kontrollierte Studie, C: Prä-Postteststudie, D: Poststudie, E: Datenerhebung nur beim durchführenden Trainingspersonal).
15. Akzeptanz und Durchführbarkeit	Werden Angaben zur Akzeptanz bei der Zielgruppe und zur Umsetzbarkeit des Programms gemacht?
16. Stolpersteine und Fallstricke	Fällt bei der Sichtung der Materialien etwas auf, das die Durchführung erschweren oder gefährden könnte? Welche inhaltlichen Optimierungen würden wir vorschlagen?

Tab. 3: Beschreibungsdimensionen

und -materialien sowie den Publikationen zum Programm verwendet wurden. Die Beschreibung wurde dann an die jeweiligen Autorinnen und Autoren des Programms gesendet mit dem Angebot, die Programmdarstellung durchzusehen und gegebenenfalls mit Ergänzungen und Änderungsvorschlägen zurückzusenden. Lagen überzeugende Argumente vor, wurde die Programmbeschreibung entsprechend den Änderungsvorschlägen der Autorinnen und Autoren angepasst. Dieses Angebot nahmen die Verfasserinnen und Verfasser von 19 der insgesamt 25 Programme wahr. In Kapitel 6 sind die Steckbriefe der Programme abgebildet.

Erläuterungen zum Evidenzgrad

Evidenzgrad A: Randomisierte, kontrollierte Studie > Die Probandinnen und Probanden werden per Zufall der Experimental- oder Kontrollbedingung zugewiesen. Auf diese Weise können die Ergebnisse der Experimentalgruppe, die an dem Programm teilgenommen hat, mit denen einer Kontrollgruppe, die keine oder eine andere Intervention erfahren hat und somit einen Referenzwert liefert, verglichen werden. Die Randomisierung stellt sicher, dass die beobachteten Unterschiede zwischen den Gruppen nicht auf Störgrößen (zum

Beispiel unterschiedliche Ausgangsbedingungen), sondern auf das eingesetzte Programm zugeführt werden können.

Evidenzgrad B: Nicht randomisierte, kontrollierte Studie > Die Probandinnen und Probanden werden der Experimental- oder Kontrollbedingung zugewiesen, doch diese Zuordnung erfolgte nicht nach dem Zufallsprinzip. Systematische Unterschiede zwischen den Gruppen können nicht ausgeschlossen werden, werden aber oft versucht, statistisch zu kontrollieren.

Evidenzgrad C: Prä-Postteststudie > Eine Vor- und Nachtest-Versuchsanordnung ist eine einfache Methode zur Ergebnisevaluation. Es werden zu mindestens zwei Messzeitpunkten Daten in der Experimentalgruppe erhoben, um die Differenz zwischen den Messungen auf statistische Signifikanz zu prüfen. Der Nachteil dieses Vorgehens besteht darin, dass man ohne Kontrollgruppe nicht entscheiden kann, ob die beobachteten Veränderungen auf die Intervention oder auf andere Einflüsse zurückzuführen sind.

Evidenzgrad D: Poststudie > Die Datenerhebung erfolgt nur in der Experimentalgruppe und nur einmal im Anschluss an die Intervention. Da weder Vortestdaten noch Kontrollgruppendaten zum Vergleich zur Verfügung stehen, können keine Aussagen über die Wirkung der Intervention abgeleitet werden.

Evidenzgrad E: Datenerhebung nur beim durchführenden Trainingspersonal > Beruhen die Daten allein auf Einschätzungen des durchführenden Trainingspersonals (meist Lehrkräfte), so ist die Gefahr von ungewollten Verfälschungen des Untersuchungsergebnisses durch das Trainingspersonal gegeben. Zum einen können die durchführenden Trainerinnen und Trainer die Programmteilnehmerinnen und -teilnehmer positiver einschätzen, weil sie wissen, dass sie Untersuchungsteilnehmende sind, und werden entsprechend sensibler auf Veränderungen bei den Teilnehmenden reagieren (Hawthorne-Effekt). Dieses methodische Vorgehen ist jedoch weit verbreitet, weil in groß angelegten Studien mit Vor- und Grundschulkindern die Fremdbeurteilung durch andere Personen als dem Trainer bzw. der Trainerin zu kostenintensiv ist.

4.2.2 Bewertung der Programme

Für eine Auswahl der inhaltlichen und methodischen Beschreibungsdimensionen wurden Qualitätsmerkmale definiert, um neben der Beschreibung der Programme auch eine Bewertung vornehmen zu können. Dazu wurden auf der Basis wissenschaftlicher Überblicksarbeiten und Meta-Analysen zu Programmen aus dem Bereich der Gesundheitsförderung Kriterien ausgewählt, anhand derer sowohl Einzelurteile über die jeweiligen inhaltlichen oder methodischen Aspekte als auch eine Gesamtbeurteilung der Maßnahmen vorgenommen werden konnten.

Folgende wissenschaftlich fundierte Qualitätskriterien wurden zur Bewertung der Programme herangezogen (Tobler et al. 2000; Cuijpers 2002; Verbeek und Petermann 1999; Henrich et al. 1999; Greenberg et al. 2001; Greenberg et al. 2003; Durlak und Wells 1997; Browne et al. 2004; Beelmann et al. 1994; Lösel und Beelmann 2003):

Setting:
- Im Hinblick auf die Gruppengröße sind kleine Interventionsgruppen überlegen.
- Das Setting sollte so gewählt sein, dass auch Zielpersonen erreicht werden.
- Programme, die mehrere Interventionsebenen berücksichtigen (zum Beispiel Kind, Schule, Familie), sind theoretischerweise effektiver als solche, die nur personenbezogen vorgehen (zum Beispiel Kind).

Programminhalte:
- Die inhaltliche Ausgestaltung der Maßnahme sollte sich an den theoretischen Annahmen sowie empirischen Befunden zu den Ursachen und Entwicklungsbedingungen des jeweiligen Zielverhaltens orientieren (Research-Based-Practices).
- Die Autorinnen und Autoren begründen die inhaltliche Konzeption ihres Programms anhand des aktuellen wissenschaftlichen Forschungsstandes.
- Es liegt eine Stringenz zwischen der wissenschaftlichen Begründung und der inhaltlichen Ausgestaltung des Programms vor.
- Besonderheiten der Zielgruppe oder von Untergruppen (u. a. Geschlecht) finden Berücksichtigung.

Umsetzung:
- Didaktik:
  - Interaktive Vermittlungsmethoden (zum Beispiel Gruppendiskussionen) sind nichtinteraktiven Methoden (zum Beispiel Frontalunterricht) überlegen.
  - Verhaltensbezogene Strategien (zum Beispiel Rollenspiele, Verstärkereinsatz) mit oder ohne sozialkognitive Strategien (zum Beispiel Problemlösen, Selbstinstruktion) sind dem Einsatz von allein sozialkognitiven Strategien überlegen.
  - Strukturierte Manuale erhöhen die Konsistenz der Programmdurchführung.

- Qualifikation der Durchführenden:
  - Die optimale und getreue Umsetzung der Maßnahme sollte durch eine Schulung der Durchführenden gesichert werden.
  - Bei Schulprogrammen: Der Einsatz professioneller Gesundheitsförderer bzw. von Peer-Leadern ist effektiver als die Durchführung von Lehrerinnen und Lehrern allein.
- Dauer der Durchführung:
  - Maßnahmen, die über einen längeren Zeitraum (mindestens zehn Stunden) kontinuierlich erfolgen, sind kurzen, intensiven Maßnahmen überlegen.

Erfolgskontrolle und Wirksamkeit:
- Implementierung:
  - Die Umsetzbarkeit und Akzeptanz der Maßnahme sollte geprüft und bestätigt sein.
  - Eine auf Selbstauskunft der Lehrerinnen und Lehrer beruhende Prozessevaluation ist weniger aussagekräftig als eine, die Fremdeinschätzungen oder Beobachtung integriert.
- Zielerreichung:
  - Die Wirksamkeit der Maßnahme sollte durch mindestens eine Evaluationsstudie belegt sein.
  - Die Evaluationsstudie sollte eine ausreichende Qualität aufweisen, das heißt Kontrollgruppendesign und Nacherhebung mit ausreichendem Zeitrahmen.
  - Die Operationalisierung und Erhebung des Zielverhaltens sollte angemessen sein.

4.3 Zusammenfassende Analyse der identifizierten Programme

Im Folgenden werden die identifizierten Programme getrennt nach Zielgruppe (Kinder und Erwachsene) und Zielverhalten zusammenfassend beschrieben. Für die Darstellung zur Wirksamkeit werden dabei nur die Befunde von kontrollierten Studien (mit Kontrollgruppe, randomisiert oder nicht randomisiert) berücksichtigt. Eine detaillierte Übersicht über jedes dieser Programme befindet sich in Steckbriefform in Kapitel 6. Alle Programme sind – gemäß den Auswahlkriterien – in Manualform publiziert worden, über den Buchhandel zu beziehen oder durch die Teilnahme an einer Schulung zu erwerben.

4.3.1 Programme für Kinder und Jugendliche

4.3.1.1 Prävention von Substanzmissbrauch

Für Kinder und Jugendliche wurden insgesamt neun Programme identifiziert, die auch zur Verhinderung von substanzbezogenen Störungen konzipiert wurden (vgl. Tabelle 4 auf Seite 39/40).

An dieser Stelle soll auf zwei weitere Programme hingewiesen werden, die in der vorliegenden Übersicht nicht berücksichtigt werden konnten, da für sie keine publizierten Manuale vorliegen, zu denen jedoch Wirksamkeitsnachweise vorliegen: Das Berliner Programm zur Suchtprävention an der Schule (BESS) wurde für Schülerinnen und Schüler der Jahrgangsstufen 6 bis 10 am Lehrstuhl Pädagogische Psychologie und Gesundheitspsychologie der Humboldt-Universität zu Berlin entwickelt (vgl. Mittag und Jerusalem 1998; 1999a; 1999b; Jerusalem und Mittag 1997). An der Universität Bielefeld wurde ein Präventionsprogramm für Schülerinnen und Schüler der 5. bis 7. Jahrgangsstufe konzipiert, das auf dem Soester Präventionsprogramm basiert (Leppin et al. 1998; 1999; Pieper et al. 1999).

Zielgruppe und Setting
Bei sämtlichen Programmen handelt es sich um schulische Maßnahmen, die sich an alle Schülerinnen und Schüler einer Klasse wenden. Einige Programme sind dabei für die Grundschule [1, 3] bzw. Grund- und Orientierungsstufe [2] konzipiert, andere nur für die weiterführenden Schulen [4, 5, 6, 7, 8]. Die Programme für die weiterführenden Schulen unterscheiden sich darin, an welche Jahrgangsstufen sie sich richten: Mit Beginn der 5. Klasse setzen drei Programme ein [4, 5, 7], wobei eines sich auf die Durchführung in der Orientierungsstufe (5. und 6. Klasse) beschränkt [4], ein weiteres die gesamte Sekundarstufe I [5] umfasst und das dritte bis zum Ende der 13. Klasse eingesetzt werden kann [7]. Die Programme für die älteren Schülerinnen- und Schülergruppen gelten dabei für alle regulären Schultypen wie Hauptschule, Realschule, Mittelschule, Gesamtschule und Gymnasium. Damit liegen für alle Jahrgangsstufen und für die meisten Schultypen Manuale vor. Es fehlen eigenständige oder adaptierte Programme für Schulen mit spezieller Klientel (Lernbehinderung, Verhaltensauffälligkeiten etc.).

Inhalte/Trainierte Fertigkeiten

Lebenskompetenzen

Die suchtspezifischen Lebenskompetenzprogramme sind (auch historisch bedingt) die Programme, die Lebensfertigkeiten am umfassendsten trainieren. Mit einer Ausnahme wird in jedem Schuljahr am gesamten Kanon der Life Skills gearbeitet wie sie von der WHO definiert werden (vgl. Kapitel

Nr.	Programm	Autorinnen und Autoren/Manual(e)	Zielgruppe
1	Klasse2000	• Verein Programm Klasse2000 e.V.	Schülerinnen und Schüler der Klassen 1 bis 4
2	Fit und stark fürs Leben	• Burow, F., Aßhauer, M., Hanewinkel, R. (1998): Fit und stark fürs Leben. 1. und 2. Schuljahr. Persönlichkeitsförderung zur Prävention von Aggression, Rauchen und Sucht. Ernst Klett Grundschulverlag, Leipzig. • Aßhauer, M., Burow, F., Hanewinkel, R. (1999): Fit und stark fürs Leben. 3. und 4. Schuljahr. Persönlichkeitsförderung zur Prävention von Aggression, Stress und Sucht. Ernst Klett Grundschulverlag, Leipzig. • Ahrens-Eipper, S., Aßhauer, M., Burow, F., Weiglhofer, H. (2002): Fit und stark fürs Leben. 5. und 6. Schuljahr. Prävention des Rauchens durch Persönlichkeitsförderung. Ernst Klett Grundschulverlag, Leipzig.	Schülerinnen und Schüler der Klassen 1 und 2, 3 und 4 sowie 5 und 6
3	Eigenständig werden	• Atherton, C., Wiborg, G., Burchardt, E., Hanewinkel, R. (2002): Eigenständig werden. Unterrichtsprogramm für die Klassenstufen 1–4. Mentor-Stiftung.	Schülerinnen und Schüler der Klassen 1 bis 4, für Klasse 5 und 6 in Erprobung
4	ALF – Allgemeine Lebenskompetenzen und Fertigkeiten	• Walden, K., Kutza, R., Kröger, C., Kirmes, J. (1998): ALF – Allgemeine Lebenskompetenzen und Fertigkeiten. Programm für Schüler und Schülerinnen der 5. Klasse mit Information zu Nikotin und Alkohol. Schneider Verlag Hohengehren, Baltmannsweiler. • Walden, K., Kröger, C., Kirmes, J., Reese, A., Kutza, R. (2000): ALF – Allgemeine Lebenskompetenzen und Fertigkeiten. Programm für Schüler und Schülerinnen der 6. Klasse mit Unterrichtseinheiten zu Nikotin und Alkohol. Schneider Verlag Hohengehren, Baltmannsweiler.	Schülerinnen und Schüler der Klassen 5 und 6

Nr.	Programm	Autorinnen und Autoren/Manual(e)	Zielgruppe
5	Erwachsen werden	• Wilms, H., Wilms, E. (2000): Erwachsen werden. Life-Skills-Programm für Schülerinnen und Schüler der Sekundarstufe I. Handbuch für Lehrerinnen und Lehrer. Lions Clubs International, Wiesbaden.	Schülerinnen und Schüler der Klassen 5 bis 10
6	Leipziger Programm	• Müller, A., Schmidt, M., Reißig, B., Petermann, H. (2001): Praxis schulischer Sucht- und Drogenprävention. Unterrichtsmaterialien für die Klassenstufen 6–8. In: Hofmann, R. (Hrsg.): Schriftreihe Forschungsdokumentation. Lambroso-Institut für Rechtspsychologie.	Schülerinnen und Schüler der Klassen 6 bis 8
7	Soester Programm	• Bäuerle, D., Israel, G., Rasel, D. (2001): Band I: Konzeption, fachliche Grundlagen, Rechtsaspekte. Landesinstitut für Schule und Weiterbildung, Nordrhein-Westfalen. • Israel, G., Hoff-Reßmeyer, R., Posse, N., Sieverding, U., Titze, B. (2001): Band II: Suchtvorbeugung im Unterricht (Unterrichtsbaukasten), Beratung, Elternarbeit. Landesinstitut für Schule und Weiterbildung, Nordrhein-Westfalen.	Schülerinnen und Schüler der Klassen 5 bis 13
8	Ecstasy-Präventions-programm	• Freitag, M., Kähnert, H. (1998): Suchtprävention: Das Ecstasy-Projekt. Verlag an der Ruhr, Mülheim.	Schülerinnen und Schüler der Klassen 9 bis 11
16	PIT – Prävention im Team*	• Institut für Qualitätsentwicklung an Schulen – Schleswig-Holstein, Rat für Kriminalverhütung in Schleswig-Holstein, Weißer Ring (Hrsg.) (2002): Prävention im Team (PIT-I). IQSH, Kronshagen. • Institut für Qualitätsentwicklung an Schulen – Schleswig-Holstein, Rat für Kriminalverhütung in Schleswig-Holstein, Weißer Ring (Hrsg.) (2001): Prävention im Team in der Grundschule (PIT-II). IQSH, Kronshagen.	Schülerinnen und Schüler der Klassen 1 bis 4 sowie der Sekundarstufe I

* Auf dieses Training wird detailliert bei den Programmen zur Prävention von Aggression, Gewalt und Kriminalität eingegangen.

Tab. 4: Programme zur Suchtprävention bei Kindern und Jugendlichen (n = 9)

3.1) [1, 2, 3, 4, 6, 7, 8]: In Hinblick auf Selbstwahrnehmung und Empathie wird ein reflektiertes Selbstkonzept, das vor allem eigene Stärken würdigt und Schwächen anerkennt, zum Beispiel mit einem Ich-Buch oder einem

4. Beschreibungsdimensionen und Analyse deutschsprachiger Lebenskompetenzprogramme

Selbstporträt erarbeitet. In Paarübungen tauscht man sich über die eigene Persönlichkeit aus, was die Selbstdarstellung übt und gleichzeitig das Anerkennen anderer und das Kennenlernen einer anderen Perspektive ermöglicht. Entscheidungsfähigkeit und Problemlösungsstrategie werden anhand einer Strategie trainiert, die aus mehreren konkreten Schritten besteht und quasi formelhaft gelernt wird. Am Beispiel von alltagsrelevanten Situationen wird zuerst das Problem analysiert, danach werden Entscheidungs- oder Lösungsalternativen generiert, Konsequenzen der Alternativen gesammelt und abgewogen; am Ende wird die Entscheidung getroffen und ausprobiert. Kritisches Denken wird insbesondere bei der Generierung von Entscheidungsalternativen mittels Brainstorming gefördert. Kritisches Denken ist Gegenstand des Unterrichts, wenn es um das Aufdecken von Beeinflussungsversuchen durch Freunde (Diskussion von Beispielgeschichten) oder durch Medien (Analyse von Werbung, eigene Gestaltung von Anzeigen) geht. Das Vermitteln konkreter Fragen wie zum Beispiel „Wer sagt das?", „Warum sagt der/die das?" unterstützt die Kinder und Jugendlichen, wenn sie Botschaften nach Interessen hinterfragen. Techniken aus dem verhaltenstherapeutischen Training der sozialen Kompetenz werden im Unterricht gelehrt, um die nonverbale und verbale Ausdrucksfähigkeit (Kommunikation) der Schülerinnen und Schüler zu erhöhen: Es wird Selbstsicherheit beim Ausdruck von Wünschen, beim Einfordern von Rechten und die Überwindung von Schüchternheit in sozialen Kontakten in Rollenspielen geübt. Außerdem wird das Konzept „Freundschaft" oder „Partnerschaft" zum Beispiel mittels „Freundschaftsanzeigen" bearbeitet. Gefühls- und Stressbewältigung wird zum Beispiel mittels pantomimischer Darstellung von Gefühlen trainiert oder in der Nachbesprechung von Rollenspielen thematisiert. Auch die Suche nach Situationen, in denen sich die Schülerinnen und Schüler wohl fühlen, gehört zum Training von Bewältigungsstrategien. Progressive Muskelentspannung, Atemübungen und Fantasiereisen werden zum systematischen Aufbau von Entspannungstechniken regelmäßig in den Unterricht eingebaut. Zu einer systematischen Stressbewältigung gehört allerdings nicht nur die Entspannung, es sollte in den Programmen auch eine Sensibilisierung für Stresssituationen und eine zielgeleitete Anwendung der Techniken vermittelt werden. Von diesen Ergänzungen würden die Programme profitieren.

Problemspezifische Inhalte
Die Mehrheit der Programme [1, 2, 3, 4, 5, 6, 7] beinhaltet spezifische Unterrichtseinheiten zum Tabakkonsum, wobei die Programme für Grundschülerinnen und Grundschüler [1, 2, 3] erst ab dem 3. oder 4. Schuljahr tabakbezogene Inhalte vorsehen. Alkohol wird am zweithäufigsten thematisiert [1, 4,

5, 6, 7]. Auf illegale Drogen (speziell Haschisch, Ecstasy, Opiate) gehen vier Programme [5, 6, 7, 8] ein und richten sich dabei an Schülerinnen und Schüler ab der 7. Jahrgangsstufe. Der angemessene Einsatz von Medikamenten wird in zwei Programmen [5, 7] behandelt. Insofern sind die meisten bestehenden Programme alters- und entwicklungsgemäß auf unterschiedliche Substanzen ausgerichtet (spätere Grundschule: Tabak; Orientierungsstufe: Tabak und Alkohol; ältere Jahrgänge: Alkohol und illegale Drogen). Substanzbezogene Inhalte erst für die 7. Klasse zu empfehlen [5], sehen wir kritisch.

Störungsspezifische Inhalte betreffen die Informationsvermittlung und Aufklärung über die Folgen sowie die Funktionen und Ursachen des Substanzkonsums, die Einstellungsbildung, das Ablehnen von Konsumangeboten sowie die „Harm Reduction". Im Folgenden werden die spezifischen Programminhalte zusammenfassend beschrieben, die in den ausgewählten Programmen angesprochen wurden. In welchen Programmen die jeweiligen Inhaltsbereiche Bestandteil sind, kann der Angabe in Klammern entnommen werden:

- Informationsvermittlung [1, 2, 3, 4, 5, 6, 7, 8]: In diesen Programmen werden Informationen über die Wirkungen und Konsequenzen des Substanzkonsums mittels Arbeitsblättern, physikalischen Experimenten oder eigenen Recherchen erarbeitet. Dabei werden die kurzfristigen negativen Konsequenzen des Konsums in den Mittelpunkt gestellt. Ein weiterer Inhalt in den Programmen zielt auf die Richtigstellung von Annahmen über die Verbreitung des Konsumverhaltens in der Allgemeinbevölkerung, speziell unter Gleichaltrigen (Normbildung). Hier werden unter anderem Recherchen im Freundes- und Familienkreis sowie die Erstellung eines Konsumprofils im Klassenverbund genutzt. Der Fokus auf kurzfristige Folgen (ohne langfristige Folgen ganz außen vor zu lassen) entspricht dem empfohlenen Vorgehen (Tobler et al. 2000). Der Normbildung könnte in den Programmen noch mehr Raum gegeben werden (zum Beispiel in Form selbst durchgeführter Schulumfragen zum Konsum).
- Funktion und Ursachen von Substanzgebrauch [1, 2, 4, 5, 6, 7, 8]: Beobachtung von eigenen Verhaltensgewohnheiten, Diskussionen über Konsumerfahrungen, Interviews von Eltern und Freunden sowie Analysen von Werbebotschaften und Fallbeispielen werden eingesetzt, um die verschiedenen Ursachen und Funktionen des Substanzkonsums herauszuarbeiten. Diese Komponente wird von Tobler et al. (2000) ebenfalls als unbedingt notwendig erachtet.
- Einstellungsbildung [1, 3, 4, 5, 7]: Die Sammlung von Gründen, die gegen Substanzkonsum sprechen, sowie die Abwägung von Vor- und Nachteilen

des Konsums werden eingesetzt, um eine aufgeklärte kritische Haltung gegenüber psychoaktiven Substanzen bei den Schülerinnen und Schülern herzustellen. Die Schülerinnen und Schüler werden angeregt, das positive Image des Konsumenten bzw. der Konsumentin (zum Beispiel Raucherinnen/Raucher) zu überdenken und zu revidieren. Diese Phase der Einstellungsbildung kann dann in einem Abstinenzvertrag münden. Vorrangiges Ziel der Programme ist der verantwortungsvolle Gebrauch von Substanzen, der je nach Substanz, Alter und Situation auch Abstinenz bedeuten kann.

- Ablehnung von Konsumangeboten [1, 2, 3, 4, 5, 6]: In Rollenspielen wird das Nein-Sagen zu Konsumangeboten sowie das Widerstehen von Gruppendruck zum Konsum trainiert. Neben diesem so genannten Standfestigkeitstraining wird mit den Schülerinnen und Schülern geübt, durch den Einsatz überzeugender Argumente sowie von Ablenkungs- und Vermeidungsstrategien mit sozialen Überredungsversuchen umzugehen. Auch diese Komponente wird von Tobler et al. (2000) als unbedingt notwendig erachtet.
- „Harm Reduction" [6, 7, 8]: Es wird dabei über das Hilfesystem, Beratungseinrichtungen und Zugangswege informiert, um Hemmschwellen bei der Hilfesuche abzubauen. Ebenso werden Safer-Use-Regeln oder Richtlinien für einen angemessenen Umgang mit psychoaktiven Substanzen erarbeitet.

Didaktik und Struktur

Die Inhalte suchtpräventiver Lebenskompetenzprogramme werden altersangemessen bearbeitet. Es werden bei allen Maßnahmen interaktive Unterrichtsmethoden eingesetzt wie zum Beispiel Rollenspiele, Gruppendiskussionen, Kleingruppen- und Paarübungen. Bei der Umsetzung wird darauf geachtet, dass der Bezug zur eigenen Person und zum Lebensalltag der Schülerinnen und Schüler hergestellt wird.

Einige Programme sind in Form eines kontinuierlichen vorstrukturierten Curriculums aufgebaut [1, 2, 4, 8] und enthalten genaue Vorgaben für die Unterrichtsplanung und -umsetzung über einen längeren Zeitraum. Sie ermöglichen damit den systematischen schrittweisen Aufbau erwünschten Verhaltens sowie bestimmter Fertigkeiten in mehreren aufeinander folgenden Sitzungen. Andere Programme [3, 5, 6, 7] sind demgegenüber als Baukasten angelegt und bieten Lehrerinnen und Lehrern verschiedene Vorschläge zur Unterrichtsgestaltung, die er in beliebiger Reihenfolge und gemäß dem Bedarf in der jeweiligen Schulklasse auswählen kann. Damit wird den Lehrerinnen und Lehrern eine höhere Flexibilität bei der Ausgestaltung des Unterrichts zugestanden, was gleichzeitig höhere Anforderungen an deren Kompetenz sowie deren Wissen über Verhaltensänderung, Suchtprävention und Lebenskompetenzförderung stellt.

Theoretischer Hintergrund

Die Mehrheit der Programmautorinnen und -autoren fundiert die Konzeptionalisierung der Programme, indem sie theoretische und/oder empirische Annahmen über die Entwicklung des Störungsbildes zur Begründung heranzieht. Als theoretischen Hintergrund für die inhaltliche und didaktische Ausgestaltung der Maßnahme werden am häufigsten die Theorie des sozialen Lernens [2, 3, 4, 5, 6] sowie die Theorie des Problemverhaltens [2, 3, 5, 6] angeführt. Die Bearbeitung von Entwicklungsaufgaben [4, 7], die Theorie des geplanten Verhaltens [4] sowie das Konzept der Risiko- und Schutzfaktoren [4] werden seltener als Begründung für das Vorgehen angeführt (vgl. Kapitel 3.2).

Dauer der Durchführung

Bei drei Programmen, die als festes Curriculum aufgebaut sind, beträgt die Dauer der Durchführung zehn Unterrichtseinheiten (zu je 45 bis 90 Minuten) pro Schuljahr, wobei das Gesamtprogramm sich jeweils auf zwei bis sechs Schuljahre erstreckt [1, 2, 4]. Für ein Programm [8] wird neben einer Umsetzung über mehrere Wochen – verteilt im regulären Unterricht – die Durchführung in Form von zwei bis drei Projekttagen vorgeschlagen. Bei den Programmen, die als Baukastensystem angelegt sind, wird auf Zeitvorgaben verzichtet [3, 5, 6]. Zwei Programme enthalten jedoch die Empfehlung für die Lehrerinnen und Lehrer, dass mindestens zehn Unterrichtseinheiten pro Schuljahr umgesetzt werden sollten [3, 6]. Somit liegt die durchschnittliche Länge der Programme im Bereich der zu empfehlenden Mindestdauer.

Umsetzungserfahrung

In den Evaluationsstudien zu den meisten der beschriebenen Programme wurden Daten zur Akzeptanz der Programminhalte und -materialien sowie Angaben zur Umsetzbarkeit und Praktikabilität der vorgegebenen Manuale erhoben [1, 2, 3, 4, 5, 6, 8]. Die Akzeptanz gegenüber den suchtpräventiven Lebenskompetenzprogrammen ist laut dieser Befunde unter Lehrerinnen/Lehrern, Schülerinnen/Schülern und auch Eltern durchgängig als gut zu bezeichnen. Auch sind die Materialien und die Inhalte für die Umsetzung geeignet. Als ein häufiger berichtetes Problem bei der Durchführung der Programme wird von den Lehrerinnen und Lehrern die Einhaltung der Zeitvorgaben bzw. die Integration der Programminhalte in den regulären Schulunterricht angeführt [2, 5, 8].

Wirksamkeit

Wirksamkeit auf Lebenskompetenz und andere Schutzfaktoren

Der Evaluation von verhaltensnahen Lebensfertigkeiten, wie zum Beispiel konstruktive Problemlösung oder Kommunikation, wurde bisher in zwei Evaluationsstudien nachgegangen [3, 4]. Diese Ergebnisse sprechen dafür, dass durch die Teilnahme an einem Lebenskompetenzprogramm die Fertigkeiten der Schülerinnen und Schüler gegenüber den Kontrollschülerinnen und -schülern zunehmen. So konnte die Teilnahme an dem „ALF"-Programm das Wissen über Lebensfertigkeiten steigern und führte zu einem vermehrten Einsatz konstruktiver Problembewältigungsstrategien beim Umgang mit intrapersonalen sowie interpersonalen Problemen [4]. Gemäß den ersten Evaluationsbefunden zum Programm „Eigenständig werden" [3] schätzen die Experimentalschülerinnen und -schüler ihre personalen und sozialen Kompetenzen (wie zum Beispiel kooperatives, empathisches und selbstsicheres Verhalten) nach der Durchführung im ersten Schuljahr höher ein als die Kontrollschülerinnen und -schüler ohne Intervention.

Diese Untersuchung der im Programm vermittelten verhaltensnahen Fertigkeiten ist heute noch nicht weit verbreitet, was unter anderem auch durch den Mangel an geeigneten Skalen begründet sein dürfte. Ein häufigeres Vorgehen besteht darin, die Programmwirkung auf Risiko- und Schutzfaktoren des Substanzkonsums zu überprüfen [2, 5, 6, 7]. So belegen einige Evaluationsstudien die das Selbstwertgefühl steigernde Wirkung der Programme, wobei besonders Mädchen zu profitieren scheinen [5, 6]. Auch die allgemeine Selbstwirksamkeitserwartung scheint erhöht zu werden [6]. Die Befundlage zur Förderung der sozialen Kompetenz ist inkonsistent [2, 5, 6], wobei sich ein stabiler Effekt auf die Standfestigkeit gegenüber Konsumangeboten abzeichnet.

Wirksamkeit auf Zielverhalten

Es wird übereinstimmend von kurzfristigen suchtpräventiven Effekten auf den *Tabakkonsum* bei der Gesamtstichprobe oder aber bei Untergruppen der Schülerinnen und Schüler berichtet. Kinder der 4. Klasse, die an dem Programm „Klasse2000" [1] teilgenommen hatten, rauchten weniger als die Kontrollschülerinnen und -schüler. Auch das Rauchverhalten der Grundschülerinnen und -schüler, die an „Fit und stark fürs Leben" [2] teilgenommen hatten, konnte beeinflusst werden: Der Anteil der Schülerinnen und Schüler, die angaben, schon öfter geraucht zu haben, stieg in der Kontrollgruppe an, während die Prävalenz unter den Experimentalschülerinnen und -schülern gleich blieb. Keine Unterschiede zwischen Experimental- und Kontrollschülerinnen bzw. -schülern zeigten sich dagegen nach der alleinigen Programmdurchführung in der 5. und 6. Jahrgangsstufe. Für das „ALF"-Programm [4] ergab sich eine positive Beeinflussung des aktuellen und starken Tabakkonsums bei Schülerinnen und Schülern der Haupt- und Realschule. Dieser Effekt ließ sich nach der 6. Klasse nicht mehr nachweisen.

Eine Beeinflussung des aktuellen Tabakkonsums ergab sich auch für die Schülerinnen und Schüler, die im 5. Schuljahr mit dem Programm „Erwachsen werden" begannen [5]. Bei denjenigen, die im 7. Schuljahr an dem Programm teilnahmen, konnte dagegen kein Interventionseffekt nachgewiesen werden. Für das Leipziger Präventionsprogramm [6] zeigte sich, dass unmittelbar im Anschluss an die Intervention der Anteil der Schülerinnen und Schüler, die in den letzten drei Monaten nicht geraucht hatten, in der Experimentalgruppe höher war als in der Kontrollgruppe. Dieser Effekt zeigte sich jedoch nur bei den Schülerinnen und Schülern, die in der 7. Klasse an dem präventiven Unterricht teilgenommen hatten und nicht bei jenen, die den Unterricht in der 6. Klasse erhielten. Zum Follow-up 1 1/2 Jahre später waren keine Unterschiede im Rauchverhalten von Experimental- und Kontrollschülerinnen bzw. -schülern mehr nachzuweisen. Das Soester Programm [8], so wie es mittlerweile überarbeitet vorliegt, ist noch nicht überprüft worden. Die Ergebnisse früherer Studien sind denen der anderen Programme ähnlich.

Suchtpräventive Effekte auf den *Alkoholkonsum* sind dagegen seltener festgestellt worden. Für die Hauptschülerinnen und -schüler, die am „ALF"-Programm [4] teilgenommen hatten, ergab sich eine Zunahme an Schülerinnen und Schülern, die bereits einmal in ihrem Leben betrunken waren, erst nach der 7. und nicht – wie in der Kontrollbedingung – nach der 6. Klasse. Durch die Teilnahme am Leipziger Präventionsprogramm [6] lag der Anteil der Alkoholabstinenten bei den Schülerinnen und Schülern, die das Programm in der 6. Schulklasse durchliefen, unmittelbar nach der Intervention sowie 1 1/2 Jahre später höher als bei den Kontrollschülerinnen und -schülern. Kein suchtpräventiver Effekt auf den Alkoholkonsum zeigte sich dagegen bei denjenigen Schülerinnen und Schülern, die an dem Programm in der 7. Jahrgangsstufe teilgenommen hatten.

Die Beeinflussung des illegalen *Drogenkonsums* wird in Anbetracht der untersuchten Altersgruppen, bei denen Konsum illegaler Substanzen noch nicht verbreitet ist, selten in den Evaluationsstudien überprüft. Befunde zu dem Ecstasy-Präventionsprogramm [8] zeigten keine Verhaltensbeeinflussungen.

Insgesamt weisen die suchtpräventiven Lebenskompetenzprogramme die rigorosesten Evaluationsstudien auf. Wagt man ein zusammenfassendes Urteil, sind sie effektiv in dem Sinne, dass Risiko- und Schutzfaktoren des Substanzkonsums – einschließlich des frühzeitigen Konsums – in die gewünschte Richtung beeinflusst werden können. Dies ist für die gesamte Zielgruppe eher bei Programmbeginn im jüngeren Alter (spätestens Orientierungsstufe) und im Hinblick auf den Tabakkonsum zu beobachten.

4.3.1.2 Prävention von Angststörungen und Depression

Drei der identifizierten Programme wurden konzipiert, um die Entstehung von Depression und/oder Angststörungen bei Kindern und Jugendlichen zu verhindern (vgl. Tabelle 5).

Zielgruppe und Setting

Ein Programm wendet sich an Kinder im Grundschulalter [9]; zwei Programme wenden sich an Jugendliche [10, 11]. Die Programme sind alle als universelle primärpräventive Ansätze konzipiert worden, sie wurden aber inhaltlich auch für eine Adaptation für den Einsatz bei Risikogruppen (selektive und indikative Prävention) oder zur Begleitung von Einzelbehandlungen bei bestehender klinischer Störung ausgerichtet.

Nr.	Programm	Autorinnen und Autoren/Manual(e)	Zielgruppe
9	Freunde für Kinder	• Barrett, P., Webster, H., Turner, C. (2003): Freunde für Kinder. Ernst Reinhardt Verlag, München.	Kinder im Alter von 7 bis 12 Jahren
10	LARS&LISA – Lust an realistischer Sicht und Leichtigkeit im sozialen Alltag	• Pössel, P., Horn, A. B., Seemann, S., Hautzinger, M. (2004): Trainingsprogramm zur Prävention von Depressionen bei Jugendlichen. Hogrefe Verlag, Göttingen.	Jugendliche im Alter zwischen 12 und 16 Jahren
11	Gesundheit und Optimismus GO	• Junge, J., Neumer, S., Manz, R., Margraf, J. (2002): Gesundheit und Optimismus (GO). Ein Trainingsprogramm für Jugendliche. PVU/Beltz Verlag, Weinheim.	Jugendliche im Alter zwischen 14 und 18 Jahren

Tab. 5: Programme zur Prävention von Angst und Depression bei Kindern und Jugendlichen (n = 3)

Die Umsetzung erfolgt in Gruppen, wobei die Autorinnen und Autoren eine Gruppengröße von bis zu zwölf bzw. 16 Kindern und Jugendlichen pro Trainerin und Trainer empfehlen. Bei größeren Gruppen sollte entsprechend mehr Trainingspersonal einbezogen werden. Eine Einteilung in geschlechtshomogene Gruppen wird nahe gelegt [10, 11].

Alle Programme wurden primär für den Einsatz in der Schule konzipiert und auch dort evaluiert, sie lassen sich jedoch auch in anderen Settings einsetzen, wo Kinder und Jugendliche gut zu erreichen sind (u. a. Beratungsstelle, Jugendzentrum, Heim, Tagesklinik).

Inhalte/Trainierte Fertigkeiten
Lebenskompetenzen
Zentrale Lebenskompetenzen, die bei allen drei Programmen trainiert werden, sind die Selbstwahrnehmung sowie die Gefühlsbewältigung. Die Kinder und Jugendlichen lernen das Wahrnehmen und Interpretieren der eigenen Gefühle sowie das Erkennen internaler und externaler Auslöser für die Gefühle. Es werden darauf aufbauend kognitive und behaviorale Strategien zum Umgang mit negativen Gefühlen erarbeitet (vgl. unten: Problemspezifische Inhalte). Zwei Programme [10, 11] beinhalten Unterrichtseinheiten zur Förderung selbstsicheren und sozial kompetenten Verhaltens bei den Kindern und Jugendlichen. Dazu werden in Rollenspielen situationsangemessene verbale und nonverbale Ausdrucksformen als effektive Kommunikationsstrategien eingeübt, und es wird trainiert, wie man diese nutzt, um Kontakte zu knüpfen und anderen Sympathie entgegenzubringen (interpersonale Beziehungsfähigkeit). Die beiden Programme [9, 11], die unter anderem auch zur Prävention von Angststörungen konzipiert wurden, integrieren die Vermittlung einer systematischen Problemlösungsstrategie, mit dem Ziel, die Hilflosigkeit beim Vorliegen von problematischen und belastenden Situationen zu reduzieren und Selbstwirksamkeitserwartungen zu steigern. Die Kinder und Jugendlichen lernen, kreativ zu denken und konstruktiv an problematische und belastende Situationen heranzugehen (Problemlösungsfertigkeit; kreatives Denken). Insgesamt werden also viele Lebensfertigkeiten trainiert, dies mit stärkerem Bezug zum eigentlichen Zielverhalten und stärkerem kognitiv-verhaltenstherapeutischem „Einschlag" als zum Beispiel bei den suchtpräventiven Programmen.

Problemspezifische Inhalte
Die problemspezifischen Inhalte sind eng mit den geförderten Lebenskompetenzen verbunden:

- Informationsvermittlung [9, 10, 11]: Grundlagen wie Ursachen, Entste-hungsbedingungen, Mechanismen der Aufrechterhaltung und Erschei-nungsformen für Angststörungen und Depression werden erarbeitet. Der Zusammenhang zwischen Verhalten, Kognitionen und Gefühlen wird her-ausgestellt. Die Kinder und Jugendlichen lernen, in Selbstwahrnehmungs-übungen zu differenzieren, welches Handeln und welche Gedanken mit positiven und negativen Gefühlen einhergehen. Verhalten und die Gedanken werden als Ansatzpunkte für Bewältigungsstrategien herausgearbeitet.
- Vermittlung kognitiver Bewältigungsstrategien [9, 10, 11]: Es werden de-pressive Denkstile bearbeitet, indem dysfunktionale kognitive Muster iden-tifiziert, exploriert und durch funktionale Kognitionen („Aufbauer" [10], „Gedankenverbündeter" [9]) ersetzt werden. Der Einsatz positiver Selbst-verbalisationen wird trainiert.
- Bewältigungsstrategien für den Umgang mit schwierigen und Angst erzeu-genden Situationen [9, 10, 11]: Die Notwendigkeit einer gezielten Konfron-tation mit aversiven Situationen wird erarbeitet, ein schrittweises Vorgehen geplant und eingeübt. In Rollenspielen wird selbstsicheres Sozialverhalten aufgebaut, um Rückzugsverhalten, Kontaktprobleme und interpersonelle Schwierigkeiten zu überwinden. Durch ein Entspannungstraining lernen die Kinder und Jugendlichen, in belastenden Situationen den physiologischen Erregungszustand zu reduzieren.

Didaktik und Struktur
Zur Vermittlung der Programminhalte werden interaktive Unterrichtsmetho-den (u. a. Rollenspiele, Gruppendiskussionen, Kleingruppen- und Paarübun-gen) mit reiner Wissensvermittlung und Stillarbeit kombiniert. Alle drei Pro-gramme liegen in Form eines strukturierten Curriculums vor und enthalten genaue Vorgaben für die Unterrichtsplanung und -umsetzung über den gesam-ter Trainingszeitraum.

Theoretischer Hintergrund
Alle Programme sind theoretisch fundiert. Als theoretische Grundlagen für die Konzeption der Programme werden bio-psychosoziale Modelle (u. a. das „Vierkomponentenmodell" [9, 11]) angegeben, die das Zusammenwirken von Kognition, Verhalten und Emotion/Physiologie bei der Entstehung und Auf-rechterhaltung von Angst und/oder Depression veranschaulichen. Als weitere Grundlage wird das Modell der sozialen Informationsverarbeitung von Dodge angeführt [10] (vgl. Kapitel 3.2).

Dauer der Durchführung

Der Zeitraum der Programmdurchführung reicht von acht [11] bis zehn Wochen [9, 10], wenn – was für alle Programme empfohlen wird – einmal pro Woche eine Sitzung stattfindet. Als Zeitrahmen für die Dauer der wöchentlichen Sitzung sind dabei eine [9] bzw. zwei Schulstunden [10, 11] veranschlagt. Das „Freunde"-Programm [9] sieht darüber hinaus zwei Auffrischungssitzungen jeweils im Abstand von einem Monat vor. Somit liegt die Programmdauer in der empfohlenen Mindestlänge.

Umsetzungserfahrung

Alle Programme wurden auf Akzeptanz und Umsetzung hin untersucht. Sie haben positive Beurteilungen von Schülerinnen und Schülern [9, 11] erhalten und lassen sich umsetzen [9, 10, 11].

Wirksamkeit

Wirksamkeit auf Lebenskompetenz und andere Schutzfaktoren

Die Programme wurden nicht auf ihre Wirksamkeit hinsichtlich einzelner Lebensfertigkeiten untersucht. Positive Effekte konnten auf die soziale Kompetenz [9], das Selbstwertgefühl [10] und die allgemeine Selbstwirksamkeit [11] festgestellt werden.

Wirksamkeit auf Zielverhalten

Die Präventionsstudien sind qualitativ hochwertig (randomisierte, kontrollierte Studien). Hinsichtlich der Entwicklung von Angst- und Depressionssymptomen konnten zwei Programme kurzfristige Erfolge erzielen (Depression: [10], Angst: [9]), wobei für das „Freunde"-Programm [9] bisher lediglich Daten aus Australien vorliegen. Diese sind allerdings beeindruckend (vgl. Steckbrief 9, Seite 116). Das dritte Programm verzeichnete keine Beeinflussung auf Symptomebene, wohl aber auf die Angstsensitivität, auf dysfunktionale Einstellungen und die Interpretation von Angstauslösern [11]. Dabei gibt es Hinweise darauf, dass unbelastete [11] und ältere [10] Schülerinnen bzw. Schüler eher von den Programmen profitieren.

4.3.1.3 Prävention von Aggressivität, Gewalt und Kriminalität

Insgesamt sieben Programme zur Vorbeugung von externalisierendem Verhalten – das heißt Aggressivität, Gewalt und/oder Kriminalität – wurden identifiziert (vgl. Tabelle 6 auf Seite 51/52).

Zielgruppe und Setting

Alle Programme sind für das schulische Setting entwickelt worden. Entsprechend dem gehäuften Vorkommen von Aggression und Gewalt im Grundschulalter sind die Programme für Schüler und Schülerinnen der Grundschule konzipiert [12, 13, 14, 15, 16, 2, 3]. Teils stehen bereits für den Kindergarten Materialien zur Verfügung [12], oft reichen die Programme über die Orientierungsstufe hinaus [15, 16, 2, 3].

Nr.	Programm	Autorinnen und Autoren/Manual(e)	Zielgruppe
12	Faustlos	• Cierpka, M., Schick, A., Ott, I., Egloff, G. (2002): Faustlos – Ein Curriculum zur Prävention von aggressivem und gewaltbereitem Verhalten für den Kindergarten. Heidelberger Präventionszentrum, Heidelberg. • Cierpka, M. (1999): Faustlos – Ein Curriculum zur Prävention von aggressivem und gewaltbereitem Verhalten bei Kindern (Klasse 1–3). Hogrefe Verlag, Göttingen.	Kindergartenkinder; Schülerinnen und Schüler der Klassen 1 bis 3
13	Verhaltenstraining für Schulanfänger	• Petermann, F., Gerken, N., Natzke, H., Walter, H.-J. (2002): Verhaltenstraining für Schulanfänger. Schöningh Verlag, Paderborn. • Petermann, F., Gerken, N., Natzke, H., Walter, H.-J. (2002): Auf Schatzsuche. Ein Abenteuer mit Ferdi und seinen Freunden (Arbeitsheft). Schöningh Verlag, Paderborn.	Schülerinnen und Schüler der Klassen 1 und 2
14	Komm, wir finden eine Lösung	• Zwenger-Balink, B. (2004): Komm, wir finden eine Lösung! Ernst Reinhardt Verlag, München.	Schülerinnen und Schüler der Klassen 1 bis 4
15	Sozialtraining in der Schule	• Petermann, F., Jugert, G., Tänzer, U., Verbeek, D. (1999): Sozialtraining in der Schule. Juventa Verlag, Weinheim.	Schülerinnen und Schüler der Klassen 3 bis 4 und 5 bis 6
16	PIT – Prävention im Team	• Institut für Qualitätsentwicklung an Schulen – Schleswig-Holstein, Rat für Kriminalverhütung in Schleswig-Holstein, Weißer Ring (Hrsg.) (2002): Prävention im Team (PIT-I). IQSH, Kronshagen. • Institut für Qualitätsentwicklung an Schulen – Schleswig-Holstein, Rat für Kriminalverhütung in Schleswig-Holstein, Weißer Ring (Hrsg.) (2001): Prävention im Team in der Grundschule (PIT-II). IQSH, Kronshagen.	Schülerinnen und Schüler der Klassen 1 bis 4 sowie der Sekundarstufe I

Nr.	Programm	Autorinnen und Autoren/Manual(e)	Zielgruppe
2	Fit und stark fürs Leben*	• Burow, F., Aßhauer, M., Hanewinkel, R. (1998): Fit und stark fürs Leben. 1. und 2. Schuljahr. Persönlichkeitsförderung zur Prävention von Aggression, Rauchen und Sucht. Ernst Klett Grundschulverlag, Leipzig. • Aßhauer, M., Burow, F., Hanewinkel, R. (1999): Fit und stark fürs Leben. 3. und 4. Schuljahr. Persönlichkeitsförderung zur Prävention von Aggression, Stress und Sucht. Ernst Klett Grundschulverlag, Leipzig. • Ahrens-Eipper, S., Aßhauer, M., Burow, F., Weiglhofer, H. (2002): Fit und stark fürs Leben. 5. und 6. Schuljahr. Prävention des Rauchens durch Persönlichkeitsförderung. Ernst Klett Grundschulverlag, Leipzig.	Schülerinnen und Schüler der Klassen 1 und 2, 3 und 4 sowie 5 und 6
3	Eigenständig werden*	• Atherton, C., Wiborg, G., Burchardt, E., Hanewinkel, R. (2002): Eigenständig werden. Unterrichtsprogramm für die Klassenstufen 1–4. Mentor-Stiftung.	Schülerinnen und Schüler der Klassen 1 bis 4, für Klasse 5. und 6. in Erprobung

* Da diese Programme bereits bei den Suchtpräventionsprogrammen beschrieben wurden, werden hier lediglich Informationen zur Wirksamkeit mit eingebracht.

Tab. 6: Programme zur Prävention externalisierender Störungen bei Kindern und Jugendlichen (n = 7)

Inhalte/Trainierte Fertigkeiten

Lebenskompetenzen

Insgesamt trainieren die Programme eine Vielzahl an Life Skills. Selbstwahrnehmung wird bearbeitet zum Beispiel durch Wünsche an die Gemeinschaft [14], Fragen an sich selbst oder Eigenlob [15]. Empathie nimmt entsprechend seiner Bedeutung für unsoziales Verhalten viel Raum ein [12]. In diesem Bereich hören zum Beispiel Schülerinnen und Schüler der Sichtweise des anderen Kindes auf den Streit/das Problem zu, wiederholen das Erzählte [14, 15], beobachten nonverbale Kommunikation anderer, versuchen die Ähnlichkeit zu einer anderen Person in Worte zu fassen, raten, welche Information des anderen richtig oder falsch ist [15], analysieren Geschichten und Bilder von traurigen oder fröhlichen Personen [12, 13] oder schlüpfen in die Rolle eines Außenstehenden [16]. Kritisches Denken und damit das Treffen von Entscheidungen wird zum Beispiel trainiert durch wiederholtes Abschätzen der Konsequenzen von Verhalten [13]. Die Problemlösungskompetenz wird in einem Programm mittels Strategievermittlung angegangen [12]. Kommunikation wird durch Übungen zum Zuhören, Sprechen und Augenkontakt [14], zur nonverbalen Kommunikation [15] oder gegenseitigem Beschreiben von Dingen [15] gefördert. Das Training der Gefühlsbewältigung besteht meist aus der Wahrnehmung von Gefühlen [13, 14, 15], weniger aus Bewältigungsstrategien, das heißt dem Umgang mit Ärger und Wut mittels Techniken zur Reduktion negativer Gefühle [Ausnahme: 12]. Ein Programm stellt ein großes Repertoire an eher problemspezifischen Übungen als grundlegende Übungen zu Lebensfertigkeiten zur Verfügung [16].

Problemspezifische Inhalte

* Aufbau von Selbstregulierungsfertigkeiten [12, 13, 14, 15]: Die Kinder werden zur Antizipation und Abwägung von Konsequenzen ihrer Handlungen angeregt, um impulsives Handeln durch eigenverantwortliches, reflektiertes Verhalten zu ersetzen. Techniken der Selbstkontrolle und Selbststeuerung werden trainiert, wie auch das Einüben von Selbstinstruktionen oder Strategien zur Selbstberuhigung (zum Beispiel Bauchatmung). Es wird trainiert, die Aufmerksamkeit zu fokussieren und Ablenkungen und Störungen zu ignorieren.
* Angemessene Selbstbehauptung [12, 13]: Es wird eingeübt, Gruppendruck entgegenzutreten. Bewältigungsstrategien für den Umgang mit Hänselei und Vorwürfen werden vermittelt, ebenso werden Alternativen zum körperlichen Kampf bei Auseinandersetzungen erarbeitet.
* Förderung von Kooperation und Konfliktlösung [12, 13, 14, 15, 16]: Es werden Paar- und Gruppenübungen durchgeführt, die ein gemeinsames, aufeinander abgestimmtes Vorgehen erfordern. Verhandeln, Teilen und Abwechseln werden als soziale Problemlösungsstrategien eingeführt, bei deren die Rechte des Gegenübers akzeptiert und faire Lösungen gesucht werden. Die Voraussetzung für Konfliktlösungen ist das empathische Sichhineinversetzen in den „Gegner" bzw. die „Gegnerin" und das Nachvollziehen seiner Absichten bzw. ihrer Motive und Gefühle. Im Schiedsrichtertraining lernen die Kinder das Einhalten von Regeln des fairen Streitens.
* Zivilcourage zeigen [16]: In Rollenspielen wird trainiert, sich in konflikthaften Situationen für einen Benachteiligten einzusetzen.

Didaktik und Struktur

Es werden zumeist kindgerechte, interaktive Unterrichtsmethoden (u. a. Rollenspiele, Gruppendiskussionen, Kleingruppen- und Paarübungen) mit reiner Wissensvermittlung und Stillarbeit kombiniert. Zwei Programme nehmen

Handpuppen als Begleiter durch das Programm zur Hilfe [13, 14]. Ein Programm arbeitet eng mit externen Vermittlern (Polizistinnen und Polizisten, Suchtberaterinnen und -berater, Jugendrichterinnen und -richter) zusammen und stellt diesen spezielle Materialien zur Verfügung [16]. Vier Programme liegen in Form eines strukturierten Curriculums vor [12, 13, 14, 15], ein Programm existiert als Baukastensystem [16].

Theoretischer Hintergrund

Alle Programme sind theoretisch fundiert. Es gibt aggressionsspezifische sozialkognitive Ansätze [12, 15], auf die sich berufen wird, darunter das Modell der sozialkognitiven Informationsverarbeitung und seine Weiterentwicklung von Dodge und Mitarbeitern. Weniger spezifisch ist der Bezug auf das soziale Lernen [13, 16] (vgl. Kapitel 3.2). Schließlich wurde eine Programmkonzeption von der lösungsorientierten Therapie stark beeinflusst [14].

Dauer der Durchführung

Wie in keinem anderen Präventionsbereich ermöglichen durch die Abdeckung unterschiedlicher Schulstufen die meisten Programme [12, 15, 16, 3, 2] eine langfristige kontinuierliche Arbeit mit der Zielgruppe. Die Intensität der Umsetzung ist sehr unterschiedlich und reicht von vorgesehenen zwölf Einheiten innerhalb von drei Wochen bis hin zu 51 Lektionen, die über ein Schuljahr verteilt sind.

Umsetzungserfahrung

Für vier Programme liegen Daten zur Umsetzung und Akzeptanz vor bzw. fand eine Erprobungsphase statt. Demzufolge sind die Materialien in den Unterricht umsetzbar [12, 14, 15, 16] und die Akzeptanz der Beteiligten ist positiv [14, 16].

Wirksamkeit

Lediglich von vier Programmen liegen zur Zeit kontrollierte Studien zum Wirksamkeitsnachweis vor [12, 13, 3, 2], wobei sich 2 nur auf die Aussagen der Lehrerinnen und Lehrer stützt, die das Programm durchgeführt haben. Die Aussagekraft der Ergebnisse ist dadurch sehr eingeschränkt und wird deshalb hier nicht mit aufgenommen [13, 3].

Wirksamkeit auf Lebenskompetenz und andere Schutzfaktoren
Die Kindergartenkinder, die an dem „Faustlos"-Programm [12] teilgenommen hatten, konnten Gefühle anderer Menschen differenzierter beschreiben und

besser identifizieren, entwickelten mehr Lösungsmöglichkeiten für zwischen-menschliche Probleme, reagierten in Konfliktsituationen häufiger sozial kompetent, antizipierten mehr negative Konsequenzen bei aggressivem Verhalten und verfügten über mehr Beruhigungstechniken als die Kontrollkinder. Das „Faustlos"-Curriculum für die Grundschule [12] beeinflusst Empathie, selbst-sicheres Verhalten, Selbstwert, Akzeptanz durch Peers gemäß den Schüleran-gaben nicht. „Fit und stark fürs Leben" [2] führt dazu, dass Kompetenzdefi-zite unter Programmteilnehmerinnen und -teilnehmern abnehmen.

Wirksamkeit auf Zielverhalten
Hinsichtlich der Entwicklung von Aggression, Gewalt und Delinquenz konn-te „Fit und stark fürs Leben" [2] Effekte auf das Schülerverhalten (Aggressi-vität, Delinquenz), das „Faustlos"-Programm [12] auf die verbale Aggressi-vität bei Kindergartenkinder erreichen. Keine Effekte auf externalisierendes Problemverhalten konnte dagegen bei dem „Faustlos"-Curriculum für Grund-schülerinnen und -schüler [12] festgestellt werden. Allerdings konnten bei beiden Programmen Wirkungen auf internalisierendes Problemverhalten beobachtet werden (ängstlich-depressive Symptome und soziale Probleme bei „Fit und stark fürs Leben", Angst und Depressivität aus Sicht der Eltern bei „Faustlos" für die Grundschule).

4.3.1.4 Förderung von sozialen und berufsbezogenen Fertigkeiten bei Jugendlichen

Drei der identifizierten Programme wurden für Jugendliche konzipiert, um allgemein das Sozialverhalten und speziell das Arbeitsverhalten zu fördern (vgl. Tabelle 7 auf Seite 56).

Zielgruppe und Setting
Die Programme sind so ausgerichtet, dass eine relativ breite Gruppe von Jugendlichen und jungen Erwachsenen von der Maßnahme profitieren kann. Die Programme wenden sich nicht bzw. nicht ausschließlich an Personen mit bestehenden Verhaltensproblemen. Das „Fit for Life"-Training [19] richtet sich dabei speziell an Jugendliche und junge Erwachsene, die als sozial be-nachteiligt gelten (u. a. Sonderschulabgänger, Jugendliche ohne Hauptschul-abschluss, Ausländerinnen und Ausländer sowie Jugendliche aus Familien mit Migrationshintergrund). Der Einsatz der Programme ist in denjenigen Set-tings vorgesehen, wo Jugendliche von der Förderung ihres Sozialverhaltens sowie ihrer beruflichen Schlüsselqualifikationen profitieren können. Ange-

Nr.	Programm	Autorinnen und Autoren/Manual(e)	Zielgruppe
17	Training mit Jugendlichen	• Petermann, F. und Petermann, U. (2003): Training mit Jugendlichen. Hogrefe Verlag, Göttingen.	13- bis 20-jährige Jugendliche
18	Wer hat das Zeug zum Unternehmer? Training zur Förderung unternehmerischer Potenziale	• Schmitt-Rodermund, E., Schröder, E. (2004): Wer hat das Zeug zum Unternehmer? Training zur Förderung unternehmerischer Potenziale. Hogrefe Verlag, Göttingen.	Schülerinnen und Schüler ab der 9. Jahrgangsstufe; alle Personen in einer Phase der beruflichen (Um-) Orientierung
19	Fit for Life	• Jugert, G., Rehder, A., Notz, P., Petermann, F. (2002): Fit for Life. Juventa Verlag, Weinheim.	Haupt- und Realschülerinnen und -schüler; sozial benachteiligte Jugendliche und junge Erwachsene

Tab. 7: Programme zur Förderung sozialer und berufsbezogener Fertigkeiten (n = 3)

führt wird hier der Programmeinsatz in der Schule, während der Berufsausbildung, aber auch als erzieherische Resozialisierungsmaßnahme im Jugendstrafvollzug.

Inhalte/Trainierte Fertigkeiten
Lebenskompetenzen
Zentrale Lebenskompetenzen, die innerhalb dieser Programme gefördert werden, sind die Selbstwahrnehmung und Empathie sowie effektive Kommunikationsstrategien und die interpersonale Beziehungsfertigkeit. Im „Training zur Förderung unternehmerischer Potenziale" [18] werden alle Lebenskompetenzen in dem Training in Bezug auf den Unternehmerkontext erarbeitet. Beispielsweise wird kreatives Denken gefördert, da eine kreative Geschäftsidee den Grundstein für den Aufbau eines eigenen Unternehmens darstellt. Empathie ist eine wichtige Voraussetzung für kundenorientiertes Verhalten. Interpersonale Fertigkeiten kommen beim Führen der eigenen Mitarbeiterinnen bzw. Mitarbeiter zum Tragen

Problemspezifische Inhalte

- Aufbau von Lern- und Leistungsmotivation [17, 18]: Der Jugendliche lernt, dass die Verursachung bestimmter Ergebnisse jeweils auf einen Anteil Eigen- und einen Anteil Fremdverursachung zurückzuführen ist. Es wird mit ihm eingeübt, seine Eigenverantwortung zu erkennen. Durch gezielte Rückmeldung und Verstärkung wird ihm nahe gebracht, dass Erfolg und Misserfolg mit seiner eigenen Lern- und Arbeitsleistung in Beziehung stehen. Die Anstrengensbereitschaft soll darüber aufgebaut werden.
- Aufbau von Selbstregulierungsfertigkeiten [17, 19]: Durch den Einsatz von Tagebüchern lernt der Jugendliche sein Verhalten und speziell das Auftreten von unerwünschtem und zu veränderndem Verhalten zu beobachten. Über Verhaltensübungen und Rollenspiele werden gewünschte Verhaltensweisen trainiert und Selbstkontrolltechniken wie Selbstinstruktionen im Alltag eingeübt. Im „Training mit Jugendlichen" [17] werden für jede Teilnehmerin und jeden Teilnehmer im Gruppensetting individuelle Sitzungsregeln aufgestellt, deren Einhaltung auf einer öffentlichen Rückmeldetafel am Ende jeder Sitzung registriert wird.
- Entscheidung und (Lebens-)Planung [17, 18, 19]: Die Jugendlichen werden zur Bewusstwerdung über die eigenen beruflichen und privaten Zukunftsvorstellungen angeregt und sollen unrealistische, einseitige oder extreme Vorstellungen erkennen und hinterfragen. Alternative realistische Zielvorstellungen werden herausgearbeitet. Durch das Abwägen von Vor- und Nachteilen lernen sie, eigenverantwortlich rationale Entscheidungen über ihre Zukunft zu treffen. Ihnen wird vermittelt, dass entfernte Lebensziele in Teilziele zerlegt werden können und schrittweise zu erreichen sind. In Rollenspielen werden Bewerbungsgespräche eingeübt.
- Überwinden und Verarbeiten von Misserfolgserlebnissen und Kritik [17, 19]: Die Frustrationstoleranz soll gesteigert werden, indem der Jugendliche lernt, den Fremd- und Eigenanteil bei der Verursachung gegeneinander abzuwägen sowie in Rollenspielen selbst kontrolliertes und sozial kompetentes Verhalten im Umgang mit angemessener und unangemessener Kritik einzuüben. Zudem wird geübt, Kritik an anderen in angemessener Weise zu äußern.
- Umgang mit Konflikten [19]: Das Erkennen eigener Gefühle und Bedürfnisse in Konfliktsituationen sowie ihr sozial angemessener Ausdruck werden eingeübt. Ebenso wird trainiert, die Gefühle und Beweggründe des Gegenübers zu identifizieren und nachzuvollziehen. Anhand eines Eisbergmodells wird erarbeitet, dass bei einem Konflikt verschiedene Gefühle, Bedürfnisse, Vorstellungen, Ziele und Absichten beteiligt sind, die aber oft nicht sofort zu erkennen sind („unter der Spitze des Eisbergs"). Im Rollen-

spiel wird geübt, diese Anteile zu identifizieren und zu verbalisieren. Es werden Strategien zur konstruktiven Konfliktlösung erarbeitet.

• Interesse an betriebswirtschaftlichen Zusammenhängen [18]: Die Teilnehmer und Teilnehmerinnen erproben sich über die Computersimulation „Flowerpower" im Leiten eines Blumenladens und können so erfahren, ob ihnen das Jonglieren mit Zahlen Spaß macht.

Didaktik und Struktur

Das „Training mit Jugendlichen" [17] umfasst sowohl ein Einzeltraining als auch ein Gruppentraining mit vier bis fünf Jugendlichen. Die beiden anderen Programme [18, 19] sehen die Durchführung im Gruppensetting vor.

Bei der Umsetzung der Inhalte werden verhaltenstherapeutische Methoden [17, 18, 19] eingesetzt – unter anderem die Durchführung von strukturierten Rollenspielen, die Erstellung und Kontrolle von Verhaltensregeln sowie die Verstärkung ihrer Einhaltung oder der Einsatz von Verträgen und Tagebüchern. Der Austausch der Programmteilnehmerinnen und -teilnehmer wird des Weiteren über Gruppendiskussionen, Kleingruppen- und Paararbeiten angeregt. In einem Programm [18] erfolgt die Erprobung unternehmerischer Fertigkeiten über eine Computersimulation. Alle Programme folgen einer festen Struktur.

Theoretischer Hintergrund

Als theoretische Grundlage wird bei zwei Programmen [17, 19] das Modell der sozialen Informationsverarbeitung von Dodge sowie die sozialkognitive Lerntheorie von Bandura mit der Integration des Konzepts der Selbstwirksamkeit angeführt. Als theoretische Basis beim „Fit for Life"-Training [19] wird zudem die entwicklungspsychologische Perspektive genannt, die die unangemessene Bewältigung von Entwicklungsaufgaben im Jugendalter als Ursache für die Entwicklung von Verhaltensproblemen als so genannten Scheinkompetenzen ansieht (vgl. Kapitel 3.2). Das „Training zur Förderung unternehmerischer Potenziale" [18] bezieht das Wissen über unternehmerische Persönlichkeitsmerkmale, die Entwicklung beruflicher Interessen sowie Exploration und Identitätsentwicklung als theoretische Basis ein.

Dauer der Durchführung

Während beim „Training mit Jugendlichen" [17] sowie beim „Training zur Förderung unternehmerischer Potenziale" [18] genaue zeitliche Rahmenbedingungen vorgegeben sind, werden hierzu beim „Fit for Life"-Programm [19] keine Angaben gemacht.

Umsetzungserfahrung

Alle Programme werden von Jugendlichen sowie Trainerinnen und Trainern positiv beurteilt.

Wirksamkeit

Wirksamkeit auf Lebenskompetenz und andere Schutzfaktoren

Die Wirksamkeit vom „Training mit Jugendlichen" [17] wurde bisher in einer Kontrollgruppenstudie mit Hauptschülerinnen und -schülern der 10. Klasse untersucht. Hier konnten Verbesserungen bei den Jugendlichen im Bereich Kooperations- und Kompromissfähigkeit sowie Problemlösungsfertigkeit beobachtet werden. „Fit for Life" [19] hat in einer kontrollierten, randomisierten Studie mit einer selektiven Stichprobe keinerlei Effekte auf soziale Problemlösungskompetenz, sozial kompetentes Verhalten oder aggressives sowie sicheres Verhalten feststellen können. Es ist keine Aussage zu dem Programm für universelle Gruppen ableitbar.

Wirksamkeit auf Zielverhalten

Zum „Training zur Förderung unternehmerischer Potenziale" [18] liegt eine quasi-experimentelle Interventionsstudie mit Kontrollgruppendesign und Messwiederholung in Haupt-, Real- und Berufsschulen sowie Gymnasien vor. Die Ergebnisse sprechen dafür, dass eine Teilnahme an dem Training das Wissen über Unternehmertum steigert und die Selbsterkenntnis über die Ausprägung eigener unternehmerischer Fähigkeiten fördert. Zudem trägt die Teilnahme am Programm zur Interessenklärung der Teilnehmenden bei, das heißt in der Trainingsgruppe entwickeln signifikant mehr Schülerinnen und Schüler eine deutliche Meinung darüber, ob die berufliche Selbstständigkeit eine interessantere Berufsperspektive für sie darstellen könnte als in der Kontrollgruppe. Analysen zu den Wirkmechanismen des Trainings weisen darauf hin, dass vor allem die in dem Training vermittelte Selbsterkenntnis darüber, wie stark die eigenen unternehmerischen Fähigkeiten ausgeprägt sind, zum Trainingsziel einer Interessenklärung beiträgt. Das „Training mit Jugendlichen" [17] war nach Einschätzung der Interventionsschülerinnen und -schüler aus der Kontrollgruppenstudie eine Hilfe für die Vorbereitung auf das Berufsleben und unterstützte die realistischere Einschätzung der eigenen Leistungen.

4.3.1.5 Unspezifische Programme

Es wurden zwei Programme identifiziert, die allgemein auf die Förderung der körperlichen bzw. psychischen Gesundheit bei Kindern und Jugendlichen

Nr.	Programm	Autorinnen und Autoren/Manual(e)	Zielgruppe
20	Ich-bin-Ich – Gesundheitsförderung durch Selbstverstärkung	• Krause, C., Hannich, H. J., Stückle, C., Widmer, C., Rohde, C., Wiesmann, U. (2000): Selbstwert stärken – Gesundheit fördern. Unterrichtsvorschläge für das 1. und 2. Schuljahr. Auer Verlag, Donauwörth. • Krause, C., Wiesmann, U., Stückle, C., Widmer, C. (2001): Selbstwert stärken – Gesundheit fördern. Unterrichtsvorschläge für das 3. und 4. Schuljahr. Auer Verlag, Donauwörth.	Schülerinnen und Schüler der Klassen 1 bis 4
21	MindMatters	• Paulus, P., Franze, M., Schwertner, K. (2004): MindMatters – Förderung der psychischen Gesundheit in und mit Schulen.	Ganzheitliches Schulkonzept

Tab. 8: Unspezifische Programme zur Gesundheitsförderung für Kinder und Jugendliche (n = 2)

ausgerichtet sind. Eine Aufstellung dieser unspezifischen Programme enthält Tabelle 8.

Zielgruppe und Setting
Die vorhandenen Programme sind für Grundschülerinnen und Grundschüler [20] im Unterricht mit zusätzlichen Elternseminaren oder für das gesamte Schulsystem konzipiert [21]. Zielpersonen des letzteren Ansatzes sind zum einen die Lehrkräfte, das schulische Personal, außerschulische Expertinnen und Experten sowie Eltern, die über Möglichkeiten der Gesundheitsförderung im schulischen Setting informiert werden. Zum anderen werden Unterrichtsmaterialien für die Schülerinnen und Schüler unterschiedlicher Jahrgangsstufen (5. bis 10. Klasse) bereitgestellt. So bietet das Programm verschiedene Bausteine, um die verschiedenen Zielpersonen zu erreichen und eine Veränderung in der gesamten Schule zu unterstützen.

Inhalte/Trainierte Fertigkeiten
Lebenskompetenzen
Das Unterrichtscurriculum [20] stellt die intrapersonalen Lebensfertigkeiten in den Vordergrund (Selbstwahrnehmung, Empathie, Gefühlsbewältigung); die interpersonalen Fertigkeiten (Kommunikation, Beziehungsfertigkeit) sind erst in der 4. Klasse Thema. Die unspezifischen Trainingselemente für Schülerinnen und Schüler des Schulkonzepts [21] bilden fast das gesamte Life-

Skills-Spektrum ab, wobei die intrapersonalen Fertigkeiten (Selbstwahrnehmung, Empathie, kritisches Denken) nicht viel Raum einnehmen.

Problemspezifische Inhalte
- Körpererfahrung und -bewusstsein [20]: Zur Sensibilisierung gegenüber dem eigenen Körper und körperbezogenen Prozessen werden Informationen über den Körperaufbau vermittelt sowie Übungen zur Körperwahrnehmung durchgeführt, beispielsweise Bewegungs- und Entspannungsübungen und sinnesspezifische Spiele.
- Gesundheitsverhalten [20, 21]: Es werden Informationen über eine vollwertige Ernährung sowie Nährstoffe in Nahrungsmitteln vermittelt. Durch die Zubereitung einer gemeinsamen Mahlzeit wird das Gelernte in der Praxis geübt. Es wird über das Auftreten und den Verlauf von körperlichen und/oder psychischen Erkrankungen aufgeklärt, es wird der angemessene Umgang mit körperlichen Erkrankungen (etwa Erkältung) behandelt sowie hilfesuchendes Verhalten bei psychischen Symptomen angeregt. Für die Schulen werden Leitlinien zur Suizidprävention an der Schule angeboten.
- Mobbing [21]: Mit den Schülerinnen und Schülern werden Formen, Ursachen und Auswirkungen von Mobbing besprochen, Problemlösungskompetenz und sozial angemessenes Verhalten für den Umgang mit Belästigungen durch Mitmenschen erarbeitet. Für die Schulen werden Leitlinien angeboten, um Mobbing und Belästigungen an der Schule entgegenzuwirken.
- Umgang mit Trauer und Verlust [21]: Erkennen und Verstehen von Verlustgefühlen und Trauerreaktionen sowie Erarbeitung von Bewältigungsstrategien für die eigene Person und Hilfsangeboten für Mitmenschen.

Didaktik und Struktur
Beide Programme [20, 21] sind als Curriculum strukturiert. Es werden interaktive Unterrichtsmethoden eingesetzt. Im Grundschulprogramm wäre ein häufigerer Bezug zur eigenen Person bzw. Lebensereignissen wünschenswert.

Theoretischer Hintergrund
Beide Programme sind theoretisch basiert. Sie beziehen sich explizit auf das Konzept der Life Skills [20] und das salutogenetische Modell [20] sowie auf den Resilienzansatz [21] (vgl. Kapitel 3.2).

Dauer der Durchführung
Die Dauer der Durchführung des Grundschulprogramms [20] und der auf Schülerinnen und Schüler gerichteten Trainingsmaterialien [21] liegt bei etwa 15 Stunden und somit im Bereich der zu empfehlenden Mindestlänge.

Umsetzungserfahrung

Beide Programme wurden in der Erprobungsphase auf ihre Umsetzbarkeit hin untersucht. Die Materialien lassen sich gut umsetzen [20, 21]. Das Grundschulprogramm [20] wird von Lehrerinnen und Lehrern, Eltern sowie Schülerinnen und Schülern positiv beurteilt.

Wirksamkeit

Die Wirksamkeit auf die Förderung von Lebenskompetenzen und das Zielverhalten lässt sich noch nicht abschätzen, da beide Programme zur Zeit noch mittels qualitativ hochwertiger Studien evaluiert werden.

4.3.2 Programme für Erwachsene

Für erwachsene Zielpersonen wurden vier Programme identifiziert und in diese Übersicht aufgenommen (vgl. Tabelle 9). Neben diesen vier Programmen soll hier auf das „Assertiveness-Training-Programm" (Ullrich und de Muynck 2001) hingewiesen werden. Da dieses Training für das therapeutische Setting konzipiert wurde und somit primär auf die Beseitigung von Kompetenzdefiziten abzielt, erfüllt es nicht die Einschlusskriterien der vorliegenden Übersicht und wird nicht näher vorgestellt.

Zielgruppe und Setting

Die vier identifizierten Programme wenden sich an erwachsene Zielpersonen. Das „Gruppentraining sozialer Kompetenzen" [24] richtet sich mit der publizierten Trainingsversion an die spezifische Zielgruppe der Erwachsenen mit sozialen Kompetenzproblemen. Nach einer Modifikation lässt sich das Training mit weiteren klinischen und nichtklinischen Zielgruppen (u. a. auch Kinder und Jugendliche) durchführen. Ein Programm [25] ist speziell für Senioren konzipiert worden, bei denen keine kognitiven Defizite im Sinne einer klinischen Auffälligkeit bestehen. Für keines dieser Programme wird ein Setting für die Implementation und Umsetzung vorgegeben. Vielmehr können die Programme in unterschiedlichen ambulanten oder stationären Settings umgesetzt werden, wo erwachsene Zielpersonen erreicht werden können und Interesse an einer Teilnahme besteht.

Inhalte/Trainierte Fertigkeiten

Lebenskompetenzen

Zentrale Lebenskompetenzen, deren Förderung alle vier Programme vorsehen, sind die Selbstwahrnehmung, das kritische Denken, effektive Kommuni-

Nr.	Programm	Autorinnen und Autoren/Manual(e)	Zielgruppe
22	Wege zum Wohl-befinden	• Dlugosch, G., Krieger, W. (2004): Wege zum Wohlbefinden – Mit gesunder Ernährung und Bewegung der Lebensfreude auf der Spur. Zentrum für empirische pädagogische Forschung, Universität Koblenz-Landau.	35- bis 55-jährige Erwachsene
23	A.C.T. Aktivierendes Competenz Training	• Hazard, B. P., unter Mitarbeit von Lehmann, F. (1997): A.C.T. Aktivierendes Competenz Training. Neue Wege in der Gesundheitsförderung. Deutscher Studien Verlag, Weinheim.	(ohne Einschrän-kungen)
24	Gruppentraining sozialer Kompetenzen	• Hinsch, R., Pfingsten, U. (2002): Gruppentraining sozialer Kompetenzen (4., völlig neu bearbeitete Auflage). Verlagsgruppe Beltz, Weinheim, PVU.	Erwachsene mit sozialen Kompetenz-problemen (nach Modifikation ist Einsatz bei weiteren klinischen und nichtklinischen Zielgruppen möglich)
25	Kompetenztraining für Seniorengruppen	• Oswald, W. D., Gunzelmann, T. (2001): Kompetenztraining – Ein Programm für Seniorengruppen. Hogrefe Verlag, Göttingen.	Senioren mit alters-gemäßen kognitiven Leistungen ohne klinische Auf-fälligkeiten

Tab. 9: Programme zur Gesundheitsförderung bei Erwachsenen (n = 4)

kationsfertigkeiten und Gefühlsbewältigung. Zur Steigerung der Selbstwahrnehmung wird in einem Programm [23] der Einsatz von Fragebogen genutzt, durch die die Teilnehmerinnen und Teilnehmer sich und ihre eigene Lebenssituation besser kennen lernen und eigene Ziele und Wünsche identifizieren sollen. Es wird für das eigene Befinden sensibilisiert, zudem werden Bedingungsfaktoren erarbeitet [22, 25]. Ebenso wird kritisches Denken in allen Programmen gefördert: Der Einfluss von Emotionen und Kognitionen auf das Verhalten wird herausgearbeitet [22] und Handlungsalternativen werden gegeneinander abgewogen [23]. Beim Seniorenprogramm [25] wird besonders durch eine Aufklärung und Wissensvermittlung zu speziellen Bereichen wie der Medikamenteneinnahme zum selbstverantwortlichen Handeln angeregt. Zum Aufbau effektiver Kommunikationsstrategien wird in die Grundlagen der Kommunikationstechnik eingeführt [22]. In Rollenspielen wird eingeübt, sich in interpersonalen Anforderungssituationen zielführend und bedürfnisgerecht zu behaupten [23, 24] sowie soziale Kontakte aufzubauen [24, 25]. Bei der Gefühlsbewältigung stehen die Identifikation von Einflussfaktoren der eigenen Emotionen und das Entwickeln von Strategien zum Aufbau positiver und Abbau negativer Emotionen im Vordergrund [22, 25]. So wird unter anderem positives Denken als eine Strategie dadurch trainiert, dass den Teilnehmerinnen und Teilnehmern regelmäßig eine Liste schöner Erlebnisse vorgelegt wird, die im Hinblick auf die eigene Relevanz bewertet werden [23]. Im Gruppentraining der sozialen Kompetenz [24] steht das Erlernen und regelmäßige Trainieren eines Entspannungsverfahrens im Vordergrund.

Bei zwei Programmen [22, 23] wird die Stressbewältigung trainiert. Hierzu wird für die individuellen Stressoren sensibilisiert und werden Bewältigungsmöglichkeiten, zum Beispiel Entspannungsverfahren wie Progressive Muskelentspannung und Autogenes Training, vermittelt. Auf die Förderung der Problemlösungsfertigkeit wird bei zwei Programmen [23, 25] eingegangen: Eigene Ziele werden identifiziert; zudem werden angemessene und realisierbare Handlungspläne zur Erreichung dieser Ziele erarbeitet. Zur Förderung der interpersonalen Beziehungsfertigkeit [23, 24, 25] wird die Bedeutsamkeit des sozialen Netzwerks herausgearbeitet [25]. Die Teilnehmerinnen und Teilnehmer sollen sich ihrer unmittelbaren sozialen Umwelt bewusst werden [25], Wünsche an die Umwelt verbalisieren [25] und das soziale Umfeld aktiv für persönliche Einstellungs- und Verhaltensänderungen gewinnen [23]. In Rollenspielen wird der Aufbau und die Aufrechterhaltung von Beziehungen eingeübt [24].

Problemspezifische Inhalte
- Ernährung [22, 23, 25]: Es werden Grundlagen zu einer bedarfsgerechten, vollwertigen Ernährung vermittelt; zudem wird der Zusammenhang zwischen Ernährung, Wohlbefinden und Gesundheit verdeutlicht. Über die Beobachtung und Reflexion der eigenen Ernährungsgewohnheiten wird eine Verhaltensänderung angeregt und eingeleitet. Veränderungen in Richtung einer bewussten Ernährung für den Erhalt bzw. für die Wiedergewinnung eines angemessenen Körpergewichts werden begleitet. Es wird anhand verschiedener Nahrungsmittel geübt, einen ausgewogenen Ernährungsplan aufzustellen.
- Bewegung [22, 23]: Über den Zusammenhang zwischen körperlicher Bewegung und Wohlbefinden und die gesundheitliche Bedeutung einer regelmäßigen Körperbewegung wird informiert. Die Teilnehmerinnen und Teilnehmer werden zur Beobachtung und kritischen Bewertung des eigenen Bewe-

gungsverhaltens angeregt, sollen Änderungswünsche identifizieren und individuelle Handlungspläne zur Verhaltensänderung erarbeiten und umsetzen.

- Umgang mit altersbedingten Veränderungen [25]: Es werden Informationen zu körperlichen und kognitiven Alterungsprozessen vermittelt sowie der Umgang mit altersbedingten Einschränkungen in verschiedenen Lebensbereichen erarbeitet. In diesem Zusammenhang werden unter anderem Möglichkeiten technischer Hilfen im Haushalt, die allgemeine Wohnsituation sowie der Zugang zu Hilfseinrichtungen und regionalen Hilfsdiensten behandelt. Die eigenen Handlungsmöglichkeiten zur Bewältigung altersbedingter Anforderungssituationen werden herausgearbeitet und die personalen Ressourcen zum Umgang mit diesen Anforderungen gestärkt.
- Kompetente Bewältigung herausfordernder sozialer Anforderungssituationen [24]: In Rollenspielen wird trainiert, sich in sozialen Anforderungssituationen zielorientiert und bedürfnisgerecht zu verhalten.

Didaktik und Struktur

Bei diesen Programmen wird die reine Informationsvermittlung mit interaktiven Vermittlungsmethoden wie Rollenspielen, Gruppendiskussionen und Paargesprächen kombiniert. Im „A.C.T."-Programm [23] werden verschiedene Fragebogen eingesetzt, um einleitend zu jedem Thema Selbstreflexionen anzuregen und die Formulierung persönlicher Ziele zu jedem behandelten Problembereich ableiten zu können. Durch das Führen eines Tagebuchs erfolgt die Selbstbeobachtung und Kontrolle bei der Zielerreichung. Durch wiederholtes Einsetzen derselben Problemlösungsstrategie in verschiedenen Handlungsbereichen werden Lebensfertigkeiten gefestigt (Selbstmanagementtraining). Im Programm „Wege zum Wohlbefinden" [22] werden praxisbezogene Aktivitäten (zum Beispiel gemeinsames Kochen) zur Erprobung der theoretisch erarbeiteten Inhalte einbezogen. Im „Kompetenztraining für Seniorengruppen" [25] sind neben der Informationsvermittlung in Vortragsform sowie dem Informationsaustausch in der Gruppe Exkursionen (zum Beispiel Besichtigung von altersgerechten Musterwohnungen) vorgesehen. Im „Gruppentraining sozialer Kompetenzen" [24] steht das aktive Üben in Form von Rollenspielen im Vordergrund. Übungen im realen Leben fördern dabei die Übertragbarkeit des Gelernten in den Alltag.

Theoretischer Hintergrund

Alle Programme [22, 23, 24, 25] sind theoretisch fundiert. Im Vordergrund stehen hierbei sozialkognitive Modellannahmen, wie das Health-Belief-Modell, die Theorie des überlegten Handelns sowie die Theorie der Selbstwirksamkeit (vgl. Kapitel 3.2). Die Konzeption des „Gruppentrainings sozialer Kompetenzen" [24] basiert auf dem Prozessmodell sozial kompetenten Verhaltens. Dabei wird das Zusammenwirken kognitiven, emotionalen und „offenen" Verhaltens bei der Bewältigung sozialer Situationen betont. Beim Seniorenprogramm [25] wird die Förderung von Ressourcen zur Auseinandersetzung und Bewältigung von Alltagsanforderungen als Grundlage angeführt, wobei zur konkreten Zielstellung der Trainingseinheiten in Ermangelung einer umfassenden Theorie des Alltagsverhaltens älterer Menschen auf Erkenntnisse aus der gerontologischen Grundlagenforschung über Alterungsprozesse der Person und ihrer Lebensumwelt zurückgegriffen wurde.

Dauer der Durchführung

Das „Gruppentraining sozialer Kompetenz" [24] ist von der Sitzungsanzahl mit sieben Trainingseinheiten (zu je 150 bis 180 Minuten) das kürzeste Programm. Es wird jedoch darauf hingewiesen, dass diese Trainingsdauer nicht als verbindliche Norm betrachtet werden kann, sondern die Trainingsdauer unter anderem von der Gruppengröße, der Gruppenzusammensetzung sowie der Zielpopulation abhängig ist. Zwei weitere Programme [22, 23] umfassen zwölf (bzw. 15) Trainingssitzungen von jeweils 90-minütiger Dauer. Die Sitzungen finden im wöchentlichen Abstand statt, sodass sich diese Trainings auf einen Zeitraum von mindestens zwölf Wochen erstrecken.

Beim Programm „Wege zum Wohlbefinden" [22] wird empfohlen, die letzte (zwölfte) Sitzung als in einem zeitlichen Abstand von sechs Wochen nach der elften Sitzung zu platzieren, um die Motivation der Teilnehmerinnen und Teilnehmer zur Aufrechterhaltung der Verhaltensänderung zu steigern. Das „Kompetenzprogramm für Seniorengruppen" [25] besteht aus 20 Einheiten mit einer durchschnittlichen Dauer von ca. 120 Minuten. Es wird darauf hingewiesen, dass diese Zeitangaben in Abhängigkeit von der Zahl der Teilnehmerinnen und Teilnehmer und dem Verlauf der Gruppenarbeit bzw. -diskussion variieren können und somit als grobe Vorgaben verstanden werden sollten. Die „A.C.T."-Sitzungen [23] können auch täglich stattfinden. Es wird zusätzlich ein so genanntes Briefkolleg angeboten, das den Teilnehmerinnen und Teilnehmern auch nach Abschluss des Kurses erlaubt, die erworbenen Fertigkeiten zu verfestigen.

Umsetzungserfahrung

Alle vier Programme [22, 23, 24, 25] wurden auf ihre Umsetzbarkeit und Akzeptanz hin überprüft und berichten positive Ergebnisse.

Wirksamkeit

Wirksamkeit auf Lebenskompetenz und andere Schutzfaktoren
Aussagekräftige Daten zur Wirksamkeit auf Lebenskompetenz oder andere Schutzfaktoren liegen nicht vor.

Wirksamkeit auf Zielverhalten
Zwei Programme sind mittels kontrollierter Studien hinsichtlich der Erreichung des Zielverhaltens evaluiert worden [22, 25]. Das „Kompetenztraining für Seniorengruppen" [25] erreichte in Kombination mit einem psychomotorischen Training eine Verbesserung der Alltagsbewältigung, der subjektiven Gesundheit und der Unabhängigkeit von Hilfen. Auf Befindlichkeit, körperlichen und psychischen Status sowie Ernährung hatte es keinen Effekt. Die „Wege zum Wohlbefinden" [22] resultierten in gesundheitsförderlicherer Ernährung und weniger körperlichen Beschwerden der Teilnehmerinnen und Teilnehmer. Effekte auf Bewegung erreichten sie nur, wenn nach Seminarabschluss weiterhin an Bewegungsmaßnahmen teilgenommen wurde.

5. Schlussfolgerungen und Ausblick

Auf der Suche nach Lebenskompetenzprogrammen im deutschsprachigen Raum konnte eine Vielzahl (25) an Curricula ausgemacht werden, die Interessierten zugänglich und wissenschaftlich evaluiert sind. Das Angebot, insbesondere für Kinder, hat deutlich zugenommen. Die meisten Programme wurden in den 90er-Jahren entwickelt und sind in den letzten fünf Jahren erschienen oder überarbeitet worden.

Ausgeschlossen wurden 27 Programme. Dies zum Teil, weil sie ihre Materialien nicht für die Praxis zugänglich gemacht haben oder weil sie nicht wissenschaftlich evaluiert wurden. Beides ist bedauerlich, weil zum einen kein Transfer von (teurer) Forschung in Praxis stattgefunden hat oder im anderen Fall, viele Ressourcen in aufwändige Materialien investiert wurden, deren tatsächlicher Nutzen nicht überprüft wurde.

Das Potenzial des Lebenskompetenzansatzes wird anhand der Bereiche deutlich, für die er eingesetzt wird: allgemeine Förderung von Lebensfertigkeiten und gesundheitsfördernden Lebensweisen wie Ernährung und Bewegung, ferner Prävention von Substanzmissbrauch, Aggression und Gewalt sowie Angststörungen und Depression. Ebenso wird er zur Entwicklungsförderung in Programmen zu beruflichen Fertigkeiten eingesetzt. Ein Blick auf die ausgeschlossenen Programme weist auf zusätzliche Anwendungsbereiche hin. In der Gesundheitsförderung sind dies Sexualpädagogik, Prävention von sexuellem Missbrauch und Aids sowie Prävention von Essstörungen.

Der Schwerpunkt der existierenden Programme liegt im Kindes- und Jugendalter. Möglicherweise spiegelt dies die weitläufige Meinung wider, Verhaltenstraining oder Prävention sei nur mit jungen Personen sinnvoll. Die entwicklungspsychologische Forschung widerspricht dieser Meinung; sie hat gezeigt, welches Entwicklungspotenzial auch im hohen Alter besteht. Diese Forschung wird von den positiven Ergebnissen der vorgestellten Programme bestätigt.

Im Folgenden sollen die Programme anhand der unter 4.2.2 beschriebenen Qualitätskriterien zusammenfassend beleuchtet werden. Die Schule ist das *Setting*, in dem die meisten Programme durchgeführt werden. Dies ist für universelle, sich an die Allgemeinbevölkerung richtende Programme der praktikabelste Ort, um die anvisierte Zielgruppe zu erreichen. Auch die *Länge* der meisten Programme stimmt mit bisherigen Erfahrungen mit wirksamen Maßnahmen überein. Die *Umsetzbarkeit und Akzeptanz* der Maßnahmen ist fast überall dokumentiert.

Mit Ausnahme eines Programms („MindMatters") steht aber kein Programm zur Verfügung, das *mehrere Interventionsebenen* berücksichtigt. Zwar werden oft Eltern durch Elterninformation oder abendliche Veranstaltungen vom Programm in Kenntnis gesetzt oder aufgefordert, mit den Kindern Hausaufgaben zu bearbeiten. Eine verhaltensbezogene Arbeit mit Eltern, zusätzliche Maßnahmen auf Schulebene oder in der Freizeit finden aber nicht statt. Diese sind wünschenswert, weil sie eine Verfestigung und einen Transfer des Gelernten ermöglichen.

Erfreulicherweise sind alle Programme *theoretisch fundiert*. Die meisten Curricula bauen auf spezifischen Theorien und Konzepten auf, nur vereinzelt wird lediglich auf einen generellen Ansatz („soziales Lernen") verwiesen. Ob die wissenschaftliche Begründung und die inhaltliche Ausgestaltung des Programms ausreichend stringent und umfassend sind, konnte nur für das Konzept der „Life Skills" überprüft werden. Dies für andere theoretische Ansätze zu beurteilen, lag außerhalb unserer Ressourcen. Die Anwenderinnen und Anwender sind aufgefordert, dies für das jeweils interessierende Programm zu tun, weil sich hieraus Optimierungsmöglichkeiten ergeben. Es sei auf das Glossar „Leitbegriffe der Gesundheitsförderung" (BZgA 2003) verwiesen, in dem die wichtigsten Theorien der Gesundheitsförderung dargestellt sind. Einige Theorien werden auch in Kapitel 3.2 beschrieben.

Alle hier vorgestellten Maßnahmen trainieren einen breiten Kanon an Lebensfertigkeiten und nennen sich zu Recht Lebenskompetenzprogramme. Wie erwünscht, werden überall eher interaktive und verhaltensbezogene *Methoden* eingesetzt, die eng mit dem Erfolg von Lebenskompetenzprogrammen verbunden sind. In beiden Fällen sind die Möglichkeiten aber sicher nicht ausgeschöpft. Ein systematischeres Vorgehen bei der Entwicklung der Programmmaterialien könnte von Nutzen sein. So besteht das Training von Lebensfertigkeiten aus Wissen über die Fertigkeit, Aufbau des Verhaltens, Übung, Verfestigung und Transfer. Noch zu selten findet man diese systematische Vorgehensweise stringent umgesetzt. Interaktive Methoden können auch andere Formen als Gruppendiskussion und Kleingruppenarbeit annehmen; hier ist mehr Kreativität gefragt. Entscheidend ist die Interaktion zwischen den Teilnehmerinnen und Teilnehmern und das aktive Lernen. Dies soll jedoch nicht heißen, dass jede Lernform nur einmal vorkommen darf, da eine Verfestigung oder Automatisierung von Verhalten insbesondere bei Wiederholungen zu erwarten ist. Interaktive Methoden sollten nicht als Selbstzweck angewendet, sondern sinnvoll eingesetzt werden (zum Beispiel Rollenspiel zum Verhaltenserwerb und nicht zur Selbstreflexion).

Besonderheiten von Untergruppen der Teilnehmerinnen und Teilnehmer – wie zum Beispiel das Geschlecht – finden nur selten Berücksichtigung in den Materialien. Hier besteht sicher Aufholbedarf. Universelle Programme richten sich zwar an die Gesamtgruppe der Populationen und streben Wirksamkeit für alle an. Dies bedeutet aber nicht, dass alle von denselben Programmelementen gleich profitieren müssen und nicht unterschiedliche Bausteine für unterschiedliche Gruppen Platz hätten.

Die *Wirksamkeit der Programme* ist bisher teilweise durch qualitativ hochwertige Studien (insbesondere im Präventionsbereich Substanzmissbrauch und Angst/Depression) überprüft worden; teilweise sind die durchweg gut angelegten Studien noch nicht beendet. Allerdings gibt es vereinzelt auch wenig aussagekräftige Studien. Wenn es einem Anwender oder einer Anwenderin nicht nur um das Siegel „evaluiert", sondern um die Aussage „als wirksam erwiesen" geht, sei er oder sie auf die in den Steckbriefen eingeschätzte Evidenzstärke der Befunde aufmerksam gemacht.

Für die Beurteilung der Wirksamkeit haben wir uns auf kontrollierte Studien (mit Kontrollgruppe, randomisiert oder nicht randomisiert) beschränkt. Hinsichtlich der Effekte auf die Lebenskompetenz reicht die Datenbasis noch nicht aus, um eine endgültige Bewertung der Beeinflussung von Lebensfertigkeiten zu erlauben. Dies liegt auch an mangelnden Evaluationsinstrumenten. Für den deutschsprachigen Raum steht unseres Wissens nach kein ausreichend validiertes Instrument zur Messung von Lebensfertigkeiten nach WHO-Definition zur Verfügung. Bisher gibt es Hinweise der tatsächlichen Förderung von Lebensfertigkeiten durch selbst entwickelte Lebenskompetenzskalen und durch die positive Beeinflussung anderer gesundheitsförderlicher Schutzfaktoren wie Selbstwert, soziale Kompetenz/Sozialverhalten, Standfestigkeit und Alltagsbewältigung. Eine zukünftige theorie- und interventionsorientiertere Evaluation der vermittelnden Variablen des Trainingserfolgs würde Möglichkeiten der Optimierung aufzeigen: Erst wenn jemand weiß und davon ausgehen kann, dass das gelernt wurde, was trainiert wurde, ist überhaupt eine Veränderung des letztlichen Zielverhaltens aufgrund der Programmteilnahme anzunehmen.

Das Zielverhalten der Programme im Bereich Prävention von Substanzmissbrauch und Angststörungen/Depression ist am vielversprechendsten. Risikofaktoren des späteren Substanzmissbrauchs, der Angststörungen und der Depression, einschließlich verfrühten Konsums oder früher depressiver Symptomatik und Angstsymptome, wurden beeinflusst. Um die tatsächliche Reduktion späterer psychischer Störungen durch die Präventionsbemühung zu beurteilen, wären langfristigere Studien nötig.

Bemerkenswert ist die Ergebnislage bei den selten gut evaluierten Gewaltprogrammen, die trotz einer Ausrichtung auf externalisierendes Verhalten

„nur" Effekte auf das internalisierte Verhalten verzeichnen. Die bald beendeten, neuen Evaluationsstudien werden weiteren Aufschluss darüber geben.

Valide Aussagen zu den unspezifischen Programmen mit Kindern und Jugendlichen sind mangels Daten nicht möglich. Im Erwachsenenalter können Effekte auf gesundheitsförderliche Verhaltensweisen (Ernährung) und Alltagsbewältigung sowie subjektive Gesundheit und körperliche Beschwerden beobachtet werden.

Zusammenfassend beurteilt ist das Potenzial, das Lebenskompetenzprogramme theoretisch haben, in Umsetzung und Wirksamkeit sicher noch nicht ausgeschöpft. Wir wollen dennoch optimistisch schließen. Die erfreulich weit verbreitete theoretische Fundierung der Programme verspricht zukünftig die in der Gesundheitsförderung und Prävention zu erwartenden Erfolge. Wir empfehlen eine interventionsorientiertere Überprüfung der Wirkprozesse und Wirksamkeit, um mit diesen Informationen die Programme weiter zu entwickeln und zu verbessern.

Resümee zum Stellenwert der Lebenskompetenzprogramme in der Gesundheitsförderung

Nach der Ottawa-Charta von 1986 zielt Gesundheitsförderung auf einen Prozess, „allen Menschen ein höheres Maß an Selbstbestimmung über ihre Gesundheit zu ermöglichen und sie damit zur Stärkung ihrer Gesundheit zu befähigen". Dabei ist es notwendig, „dass Einzelne als auch Gruppen ihre Bedürfnisse befriedigen, ihre Wünsche und Hoffnungen wahrnehmen und verwirklichen sowie ihre Umwelt meistern bzw. sie verändern können". Das gesundheitsfördernde Handeln erfordert die „Entwicklung einer gesundheitsfördernden Gesamtpolitik, das Schaffen gesundheitsförderlicher Lebenswelten, die Unterstützung gesundheitsbezogener Gemeinschaftsaktionen, die Entwicklung persönlicher Kompetenz und die Neuorientierung der Gesundheitsdienste" (zitiert nach Kaba-Schönstein 2003).

Anhand dieser Forderungen wird deutlich, welchen Stellenwert die Lebenskompetenzförderung innerhalb des Ansatzes der Gesundheitsförderung einnehmen kann und wo ihre Grenzen sind. Lebenskompetenzprogramme fördern die Entwicklung persönlicher Kompetenzen, indem sie Raum geben zum Erlernen und Üben von grundlegenden gesundheitsfördernden Fertigkeiten (Selbstwahrnehmung, Empathie, kritisches und kreatives Denken, Kommunikation und Beziehungsfertigkeiten, Entscheidungsfähigkeit und Problemlösung, Gefühls- und Stressbewältigung). Meist verbinden sich mit dem Training von Lebensfertigkeiten Information und gesundheitsbezogene Bildung – wie in der Ottawa-Charta vorgesehen. In Übereinstimmung mit der Ottawa-Charta wollen Lebenskompetenzprogramme Individuen befähigen, Einfluss auf ihre Gesundheit und Lebenswelt zu nehmen und ihr Leben so zu gestalten, dass es ihrer Gesundheit zugute kommt. Allerdings wird in den Programmen auch sehr deutlich gemacht, welche Lebensweisen als „gesund" erachtet werden, sodass zwar schon eine eigenständige Entscheidung ermöglicht wird, die Entscheidung aber in die gesunde Richtung zu beeinflussen versucht wird.

Wenn auch Lebenskompetenzprogramme starke Anteile des gesundheitsfördernden Ansatzes verwirklichen – das heißt Gesundheitsgewinn durch Verbesserung der Bedingungen für Gesundheit zu erreichen (s. Kaba-Schönstein 2003) –, wird noch immer deutlich, dass sie aus dem Präventionsgedanken heraus entwickelt wurden, der Gesundheitsgewinn durch Zurückdrängung von Risikofaktoren für Krankheit anstrebt. Die meisten in diesem Buch vorgestellten Programme wollen, indem sie protektive Lebensfertigkeiten fördern, gesundheitsschädigendes Verhalten verhindern. Die inhaltliche Orientierung bei ihrer Entwicklung haben Risikofaktoren des vorzubeugenden Verhaltens vorgegeben, deren Schwächung mittels Stärkung von Schutzfaktoren erreicht werden soll. Insofern sind Lebenskompetenzprogramme nicht als „reine" gesundheitsfördernde Maßnahmen, sondern als Maßnahmen mit gesundheitsfördernden und präventiven Anteilen einzuordnen.

Gesundheitsförderung ist aber nicht nur die Förderung von persönlicher Kompetenz, sondern auch die Durchführung von Maßnahmen auf Gruppen-, Institutionen-, Gemeinwesen- und Politikebene (Kaba-Schönstein 2003). Lebenskompetenzprogramme als einzige Maßnahme der Gesundheitsförderung einzusetzen, kann also nur scheitern. So ist beispielsweise das Trainieren von Entscheidungsfähigkeit nur dann sinnvoll, wenn die Umwelt tatsächlich Alternativen bereithält. Effektiv sind bisherige Lebenskompetenzprogramme unserer Ansicht nach vor allem als individuenbezogene Bausteine innerhalb von Gesundheitsprojekten, die mehrere Ebenen und Lebenswelten umfassen. An dieser Stelle eingesetzt sind sie ein sinnvoller und wichtiger Bestandteil von gesundheitsfördernden Bemühungen.

6. Kommentierte Übersicht über die Programme

In diesem Kapitel werden die einzelnen identifizierten Programme ausführlich entsprechend den Beschreibungsdimensionen vorgestellt. Hierbei werden die einzelnen Angebote im Gegensatz zur zusammenfassenden Analyse nicht bewertet, sondern anhand der bereits beschriebenen Dimensionen (vgl. Kapitel 4.2.1 auf Seite 32) vorgestellt.

6.1 Verzeichnis der eingeschlossenen Programme

Steckbrief 1: Klasse2000	77
Steckbrief 2: Fit und stark fürs Leben	82
Steckbrief 3: Eigenständig werden	87
Steckbrief 4: ALF – Allgemeine Lebenskompetenzen und Fertigkeiten	92
Steckbrief 5: Erwachsen werden	97
Steckbrief 6: Leipziger Programm – Unterrichtsvorschläge zur Anwendung des Soester Programms und ALF	102
Steckbrief 7: Soester Programm	107
Steckbrief 8: Ecstasy-Präventionsprogramm	112
Steckbrief 9: Freunde für Kinder	116
Steckbrief 10: LARS&LISA	120
Steckbrief 11: Gesundheit und Optimismus (GO)	124
Steckbrief 12: Faustlos	129
Steckbrief 13: Verhaltenstraining für Schulanfänger	135
Steckbrief 14: Komm, wir finden eine Lösung	138
Steckbrief 15: Sozialtraining in der Schule	142
Steckbrief 16: PIT – Prävention im Team	146
Steckbrief 17: Training mit Jugendlichen	151
Steckbrief 18: Wer hat das Zeug zum Unternehmer? – Training zur Förderung unternehmerischer Potenziale	155
Steckbrief 19: Fit for Life	159
Steckbrief 20: Ich bin ich – Gesundheitsförderung durch Selbstverwirklichung	163
Steckbrief 21: MindMatters	167
Steckbrief 22: Wege zum Wohlbefinden	172
Steckbrief 23: A.C.T. – Aktivierendes Competenz Training	176
Steckbrief 24: Gruppentraining sozialer Kompetenzen	181
Steckbrief 25: Kompetenztraining für Seniorengruppen	185

Steckbrief 1: Klasse2000

Titel	Klasse2000
Anbieter	Verein Programm Klasse2000 e.V. Bienweg 14 90425 Nürnberg Tel.: 0911-8912100 Fax: 0911-8912130 E-Mail: info@klasse2000.de www.klasse2000.de
Erscheinungsjahr	1991–2005
Zielgruppe	Schülerinnen und Schüler der Jahrgangsstufen 1 bis 4
Zielverhalten	– Körperwahrnehmung und positive Einstellung zur Gesundheit – Soziale Kompetenz und Selbstwertgefühl – Kritischer Umgang mit Genussmitteln und Alltagsdrogen – Schaffung eines gesundheitsfördernden Umfeldes
Setting	Schule

Beschreibung des Angebots

Inhalte und Methodik				
• Trainierte Lebenskompetenzen nach WHO-Definition	Klasse 1	Klasse 2	Klasse 3	Klasse 4
Selbstwahrnehmung	×		×	×
Empathie			×	
Kreatives Denken				
Kritisches Denken				×
Entscheidungen treffen				×
Problemlösungsfertigkeit				×
Effektive Kommunikationsstrategien	×		×	×
Interpersonale Beziehungsfertigkeit			×	×
Gefühlsbewältigung	×		×	
Stressbewältigung	×			

Steckbrief 1

• Problemspezifische Inhalte	In den ersten drei Schuljahren werden keine substanzspezifischen Inhalte vermittelt, stattdessen wird allgemein auf Körperprozesse (beispielsweise Atmung und Atemwege, fünf Sinnesorgane, Wirbelsäule, Herz-Blut-Kreislauf, Verdauung und Verdauungsorgane sowie gesunde Ernährung) eingegangen.
	Im 4. Schuljahr werden tabak- und alkoholspezifische Inhalte behandelt. In einer Unterrichtseinheit werden mit den Schülerinnen und Schülern die Werbestrategien unter anderem für Tabak- und Alkoholprodukte erarbeitet und hinterfragt. Es werden Informationen zu Tabak und Alkohol vermittelt; über Interviews sollen die Schülerinnen und Schüler sich einen Überblick darüber erarbeiten, welche Meinung Erwachsene zum Thema Alkohol und Tabak haben. Anhand der Interviewauswertung werden Pro- und Kontra-Argumente für bzw. gegen den Substanzkonsum gesammelt und die Schülerinnen und Schüler werden aufgefordert, anhand dieser Argumente ihre persönliche Entscheidung bezüglich ihres zukünftigen Konsums zu treffen. In einem Vertrag verpflichten sie sich, Nichtraucher zu bleiben bzw. bis zu ihrem 16. Lebensjahr auf alkoholische Getränke zu verzichten. In Rollenspielen wird mit den Schülerinnen und Schülern geübt, Konsumangebote von Gleichaltrigen und Erwachsenen abzulehnen.
• Theoretischer Hintergrund	–
• Didaktik	– Kleingruppen- und Paararbeiten – Kreisgespräche – Experimente – Hausaufgaben – Rollenspiele – Wahrnehmungs- und Bewegungsspiele – Atemübungen und Entspannungsgeschichten – Malen, Basteln, Singen

Beschreibung der Materialien	Für die Lehrerinnen und Lehrer liegen für jedes Schuljahr Unterrichtshefte vor, die Vorschläge für die Unterrichtsgestaltung sowie Hintergrundinformationen enthalten. Die Unterrichtsvorschläge für die Lehrkräfte bestehen aus bis zu zehn Unterrichtseinheiten. Die Schülerinnen und Schüler erhalten jedes Schuljahr eine Arbeitsmappe. Als Sympathiefigur wird „KLARO" bei Programmbeginn eingeführt. Er begleitet die Kinder durch das Programm. Eltern werden über Elternbriefe (sie liegen in neun verschiedenen Sprachen vor) sowie die jährlich erscheinende Projektzeitung „KLARo-TEXT" über das Projekt informiert. Außerdem werden Elternabende und Informationsveranstaltungen angeboten.
Dauer der Durchführung	In jedem Schuljahr werden bis zu zwölf Unterrichtseinheiten von den Lehrkräften sowie drei Unterrichtsstunden von Klasse2000-Gesundheitsförderern durchgeführt. Dabei handelt es sich um Fachleute aus dem Bereich Gesundheit und Pädagogik, die für ihren Einsatz im Klasse2000-Projekt speziell geschult werden.
Qualifikation der Autorinnen/Autoren	Das Programm wurde 1991 von einem interdisziplinären Beratergremium aus den Bereichen Grundschule, Medizin, Psychologie, Sport- und Ernährungswissenschaft sowie Elternbeiräten am Institut für Präventive Pneumologie unter der Leitung von Univ.-Doz. Dr. Pál Bölcskei entwickelt.
Kosten des Angebots	Die Teilnahme einer Klasse kostet pro Schuljahr 260 Euro. Damit sind die Kosten für das Unterrichtsmaterial, die Arbeit der Gesundheitsförderer sowie die Organisation des Programms abgedeckt. Die Finanzierung des Projekts erfolgt über Patenschaften.
Qualifikation der Durchführenden	
Fachliche und berufliche Voraussetzungen	–

Angebot von Schulungen	Externe Fachleute aus den Bereichen Gesundheit und Pädagogik können sich zu Klasse2000-Gesundheitsförderern ausbilden lassen.
Erfolgskontrolle und Wirksamkeit	
Evaluationsstudien	Es wurde eine vierjährige Interventionsstudie mit Kontrollgruppendesign durchgeführt. Auch hinaus finden in regelmäßigen Abständen Befragungen von Beteiligten (u. a. Lehrerinnen und Lehrer, Eltern, Kinder, Patinnen und Paten/Spenderinnen und Spender, Gesundheitsförderinnen und -förderer) zur Prozessevaluation statt.
Wirksamkeit auf Lebenskompetenz und andere Schutzfaktoren	– (Aktuell wird eine vierjährige Evaluationsstudie durchgeführt, in der unter anderem die Wirksamkeit auf Lebenskompetenz und andere Schutzfaktoren überprüft wird.)
Wirksamkeit auf Zielverhalten	Zum Ende der 4. Klasse berichteten die Schülerinnen und Schüler, die am Programm teilgenommen hatten, signifikant seltener als die Kontrollschülerinnen/-schüler von Erfahrungen mit Tabakkonsum (25 % vs. 32 %). Der Anteil der Schülerinnen und Schüler, die öfter geraucht hatten, war bei den Experimentalschülerinnen und -schülern geringer als bei den Kontrollschülerinnen und -schülern (1,5 % vs. 3,0 %). Evidenzgrad A
Akzeptanz und Durchführbarkeit	Im Schuljahr 2003/2004 nahmen 157 315 Kinder aus 6545 Klassen in 16 Bundesländern an dem Programm teil (Stand 30. 6. 2004). Die Ergebnisse einer Befragung der Lehrkräfte (Schuljahr 2000/2001) sprechen für die Praktikabilität der Materialien und die Zufriedenheit mit dem Programm. Gemäß einer Befragung der Eltern nimmt die Mehrheit die Elternmaterialien zur Kenntnis und kommt Einladungen zu Informationsveranstaltungen nach.
Stolpersteine und Fallstricke	Im 2. Schuljahr steht die Aufklärung über körperbezogene Prozesse im Vordergrund; die Förderung von Life Skills wird vernachlässigt.

Sonstiges	Das Programm wurde mehrfach ausgezeichnet, unter anderem mit dem Deutschen Kinderschutzpreis der Hanse-Merkur-Versicherung.

Weiterführende Literatur

Bölcskei, P. L., Hörmann, A., Hollederer, A., Jordan, S., Fenzel, H. (1997): Suchtprävention an Schulen – Besondere Aspekte des Nikotinabusus: Effekte nach einer vierjährigen Intervention durch das Suchtpräventions- und Gesundheitsförderungsprogramm Klasse2000. Prävention und Rehabilitation, 9, 82–88.

Kraus, D., Duprée, T., Bölcskei, P. L. (2002): Erfahrungen mit dem Klasse2000-Programm. Ergebnisse einer Lehrerbefragung. Prävention, 25, 44–47.

Kraus, D., Duprée, T., Bölcskei, P. L. (2003): Eltern als Partner in der schulischen Gesundheitsförderung und Suchtvorbeugung. Eine empirische Studie am Beispiel „Klasse2000". Gesundheitswesen, 65, 371–377.

Steckbrief 1

Steckbrief 2:   Fit und stark fürs Leben

Autorinnen/Autoren, Titel	– Burow, F., Aßhauer, M., Hanewinkel, R.: Fit und stark fürs Leben. 1. und 2. Schuljahr. Persönlichkeitsförderung zur Prävention von Aggression, Rauchen und Sucht. – Aßhauer, M., Burow, F., Hanewinkel, R.: Fit und stark fürs Leben. 3. und 4. Schuljahr. Persönlichkeitsförderung zur Prävention von Aggression, Stress und Sucht. – Ahrens-Eipper, S., Aßhauer, M., Burow, F., Weiglhofer, H.: Fit und stark fürs Leben. 5. und 6. Schuljahr. Prävention des Rauchens durch Persönlichkeitsförderung.
Verlag	Ernst Klett Verlag GmbH, Stuttgart
Erscheinungsjahr	1998 (Manual für das 1./2. Schuljahr) 1999 (Manual für das 3./4. Schuljahr) 2002 (Manual für das 5./6. Schuljahr)
ISBN	3-12-196121-7 (Manual für das 1./2. Schuljahr) 3-12-196122-5 (Manual für das 3./4. Schuljahr) 3-12-196139-X (Manual für das 5./6. Schuljahr)
Zielgruppe	Schülerinnen und Schüler der Klassenstufen 1./2., 3./4. und 5./6.
Zielverhalten	Angegeben wird die Prävention von Aggression, Rauchen und Sucht für die 1. und 2. Klasse, Prävention von Aggression, Stress und Sucht für die 3. und 4. Klasse sowie Prävention des Rauchens für die 5. und 6. Klasse.
Setting	Schule

Beschreibung des Angebots

• Trainierte Lebens-kompetenzen nach WHO-Definition	1. und 2. Schuljahr	3. und 4. Schuljahr	5. und 6. Schuljahr
Selbstwahrnehmung	✕	✕	✕
Empathie	✕		✕
Kreatives Denken	✕	✕	✕
Kritisches Denken		✕	✕
Entscheidungen treffen			

Problemlösungsfertigkeit	×	×	×
Effektive Kommunikations-strategien	×	×	×
Interpersonale Beziehungs-fertigkeit		×	×
		×	×
Gefühlsbewältigung	×	×	×
Stressbewältigung	×	×	×

• Problemspezifische Inhalte	Im Manual für die Klassenstufen 1 und 2 steht die Auseinandersetzung mit dem eigenen Körper zur Steigerung des Körperbewusstseins im Vordergrund. Darüber hinaus werden keine problemspezifischen Inhalte umgesetzt. Die Manuale für die 3. und 4. sowie 5. und 6. Jahrgangsstufe sehen eine Informationsvermittlung über das Herz, den Blutkreislauf und das Atmungssystem vor sowie über das Rauchen und seine gesundheitlichen Konsequenzen. Die Informationen werden durch Demonstrationsexperimente veranschaulicht. Als Hausaufgaben sollen die Schülerinnen und Schüler ein Interview mit erwachsenen Raucherinnen bzw. Rauchern und Nichtraucherinnen bzw. Nichtrauchern durchführen. In Rollenspielen wird mit den Schülerinnen und Schülern eingeübt, wie sie mit Verführungssituationen zum Rauchen umgehen und wie sie Situationen des Passivrauchens aus dem Weg gehen können.
• Theoretischer Hintergrund	– Soziale Lerntheorie – Theorie des Problemverhaltens
• Didaktik	– Kleingruppenarbeit – Rollenspiele – Gruppendiskussion – Hausaufgaben/Selbstbeobachtungsübungen – Demonstrationsexperimente – Malen, Singen, Basteln
Beschreibung der Materialien	Das Spiralcurriculum besteht aus drei für Lehrerinnen und Lehrer bestimmten Manualen für die Klassenstufen 1/2, 3/4 und 5/6. Innerhalb der Manuale erfolgt zunächst jeweils eine Kurzbeschreibung der Unterrichtseinheit. Des Weiteren

Steckbrief 2

	enthalten die Manuale Anleitungen für die Lehrerinnen und Lehrer sowie Kopiervorlagen für die Schülerinnen und Schüler zu jeder Einheit. Die Manuale sind so konzipiert, dass sie entweder aufeinander aufbauend eingesetzt werden oder unabhängig voneinander neu eingeführt werden können. In den Manualen für die Grundschule (1. bis 4. Klasse) wird die Igelfigur „Igor" eingeführt, die in den Materialien der Schülerinnen und Schüler als Sympathieträger und Modell auftritt. Im Manual für das 5. und 6. Schuljahr übernehmen diese Aufgabe die Figuren „Tim" und „Lara".
Dauer	Jedes Manual besteht aus 20 Unterrichtseinheiten, die in einer oder zwei Schulstunden durchgeführt werden sollen.
Qualifikation der Autorinnen/Autoren	Diplom-Psychologinnen/-Psychologen und Lehrkräfte. Das Curriculum entstand mit Unterstützung des Bildungsministeriums des Landes Schleswig-Holstein und durch Förderung seitens der Europäischen Kommission im Rahmen des 3. Aktionsplans „Europa gegen den Krebs".
Kosten des Angebots	– Fit und stark fürs Leben für das 1. und 2. Schuljahr: 21,25 Euro – Fit und stark fürs Leben, 3. und 4. Schuljahr: 22,95 Euro – Fit und stark fürs Leben, 5. und 6. Schuljahr: 21,20 Euro

Qualifikation der Durchführenden

Fachliche und berufliche Voraussetzungen	–
Angebot von Schulungen	Teilnahme an Fortbildungsveranstaltung wird empfohlen, ist aber nicht verpflichtend.

Erfolgskontrolle und Wirksamkeit

Evaluationsstudien	Die Umsetzbarkeit und Wirksamkeit des Programms wurde in drei quasi-experimentellen Interventionsstudien mit Messwiederholungsdesign geprüft.

Wirksamkeit auf Lebens-kompetenz und andere Schutzfaktoren	Bei den Interventionsschülerinnen und -schülern, die am Curriculum für die 5./6. Jahrgangsstufe teilgenommen hatten, zeigten sich gegenüber den Kontrollschülerinnen und -schülern signifikante Defizite im Hinblick auf die soziale Kompetenz zur Baseline-Erhebung, die dann im Anschluss an die Intervention nicht mehr bestanden.
Wirksamkeit auf Zielverhalten	Grundschülerinnen und -schüler, die an dem Programm für die 1. und 2. Klassestufe teilgenommen hatten, zeigten nach Aussage der Lehrkräfte unmittelbar im Anschluss an die Intervention weniger aggressives Verhalten als Schülerinnen und Schüler der Kontrollgruppe. Bei den älteren Grundschülerinnen und -schülern, mit denen das Curriculum für die 3. und 4. Klassenstufe durchgeführt worden war, wurde eine signifikante Reduktion ängstlich-depressiver und delinquenter Verhaltensweisen sowie sozialer Probleme beobachtet. Suchtpräventive Effekte des Curriculums auf den Tabakkonsum wurden bei den Schülerinnen und Schülern der 3. bis 6. Klasse untersucht: Bei den älteren Grundschülerinnen und -schülern (3. bis 4. Klasse) nahm in der Experimentalbedingung der Anteil gelegentlicher Raucherinnen und Raucher von 5,5 % im Prätest auf 3,0 % im Posttest ab, während sich in der Kontrollbedingung keine signifikante Verhaltensänderung zeigte (von 4,3 % auf 5,7 %). Ebenso ergab sich für die Schülerinnen und Schüler mit Programmteilnahme im Vergleich zur Kontrollgruppe eine geringere Erwartung, in Zukunft zu rauchen, eine negativere Einstellung zum Rauchen, eine stärkere Erwartung von negativen Konsequenzen durch das Rauchen sowie ein verbessertes Körperbewusstsein. Bei Schülerinnen und Schülern der weiterführenden Schulen (5. bis 6. Klasse) konnte durch das Programm das Wissen über den Tabakkonsum sowie das Klassenklima positiv beeinflusst wer-

Steckbrief 2

	den. Kein signifikanter Interventionseffekt ergab sich im Hinblick auf den Rauchstatus. Evidenzgrad B
Akzeptanz und Durchführbarkeit	Die Prozessevaluation zeigte, dass in der Mehrheit der Klassen alle vorgegebenen Unterrichtseinheiten vollständig durchgeführt werden konnten. Die Lehrerinnen und Lehrer beurteilten die Inhalte und Materialien des Programms für die Grundschule mit Noten zwischen 1,4 und 1,7, wobei die Zeitvorgaben mit Durchschnittsnoten bei 3,0 bzw. 3,2 am schlechtesten bewertet wurden
Stolpersteine und Fallstricke	Für manche Übungen werden über das Manual hinaus weitere Materialien benötigt, die nicht alle in der Schule vorhanden sind oder von den Kindern mitgebracht werden müssen. Die einzelnen Unterrichtseinheiten müssen entsprechend vorgeplant werden.

Weiterführende Literatur

Aßhauer, M., Hanewinkel, R. (1998): Prozessevaluation eines Lebenskompetenztrainings in der Grundschule. Empirische Pädagogik, 12, 327–345.

Aßhauer, M., Hanewinkel, R., Burow, F. (1998): Fit und stark fürs Leben – Persönlichkeitsförderung und Prävention des Rauchens in der Schule. In: Gesellschaft zur Bekämpfung der Krebskrankheiten Nordrhein-Westfalen (Hrsg.): Programme gegen das Rauchen im Schulalter. Düsseldorf, 30–34.

Aßhauer, M., Hanewinkel, R. (1999): Lebenskompetenzförderung und Suchtprophylaxe in der Grundschule: Entwicklung, Implementation und Evaluation primärpräventiver Unterrichtseinheiten. Zeitschrift für Gesundheitspsychologie, 7, 158–171.

Aßhauer, M., Hanewinkel, R. (2000): Lebenskompetenztraining für Erst- und Zweitklässler: Ergebnisse einer Interventionsstudie. Kindheit und Entwicklung. Zeitschrift für Klinische Kinderpsychologie, 9, 251–263.

Aßhauer, M., Hanewinkel, R. (2000): Prävention des Rauchens durch die Förderung von Lebenskompetenzen. In: Leppin, A., Hurrelmann, K., Petermann, H. (Hrsg.): Jugendliche und Alltagsdrogen. Konsum und Perspektiven der Prävention. Luchterhand Verlag, Berlin, 114–140.

Hanewinkel, R., Aßhauer, M. (1999): Effects of a smoking prevention program in primary schools. In: Tudor-Smith, C. (Ed.): Working together for better health: Tackling tobacco. Health Promotion Wales, Cardiff, 179–191.

Hanewinkel, R., Aßhauer, M. (2003): „Fit und stark fürs Leben" – Universelle Prävention des Rauchens durch Vermittlung psychosozialer Kompetenzen. Suchttherapie, 4, 197–199.

Hanewinkel, R., Aßhauer, M. (2004): Fifteen-month follow-up results of a school-based life skills approach to smoking prevention. Health Education Research, 19 (2), 125–137.

Steckbrief 3:   Eigenständig werden

Autorinnen/Autoren, Titel	Atherton, C., Wiborg, G., Burchardt, E., Hanewinkel, R.: Eigenständig werden. Unterrichtsprogramm für die Klassenstufen 1–6.
Anbieter, Kontaktadresse	Institut für Therapie- und Gesundheitsforschung, IFT-Nord Düsternbrooker Weg 2 24105 Kiel www.ift-nord.de
Erscheinungsjahr	2002
Zielgruppe	Schülerinnen und Schüler der Jahrgangsstufen 1–4 (Materialien für die 5. bis 6. Klasse werden derzeit erprobt und überarbeitet)
Zielverhalten	Gesundheitsförderung und Persönlichkeitsentwicklung (Sucht- und Gewaltprävention)
Setting	Schule

Beschreibung des Angebots

• Trainierte Lebenskompetenzen nach WHO-Definition	1./2. Klasse	3./4. Klasse
Selbstwahrnehmung	×	×
Empathie	×	×
Kreatives Denken	×	×
Kritisches Denken		×
Entscheidungen treffen		
Problemlösungsfertigkeit	×	×
Effektive Kommunikationsstrategien	×	
Interpersonale Beziehungsfertigkeit		×
Gefühlsbewältigung	×	×
Stressbewältigung	×	×

• Problemspezifische Inhalte	In den ersten beiden Klassenstufen werden neben den Lebenskompetenzen problemunspezifische Inhalte wie Körperhygiene, Umweltschutz, Umgang mit Gefahren und Unfällen behandelt. Problemspezifische Inhalte zur Sucht-

Steckbrief 3

	und Gewaltprävention werden ab der 3. Grundschulklasse vermittelt: Es werden substanzspezifische Unterrichtsstunden über die schädlichen Inhaltsstoffe einer Zigarette sowie ihr Abhängigkeitspotenzial abgehalten. Die Kinder sollen Gründe zusammenstellen, die für sie gegen den Konsum von Zigaretten sprechen. Darüber hinaus werden die Lehrkörper dazu angeregt, auf die Ursachen und Funktionen des Tabak- und Alkoholkonsums weiter einzugehen, indem sie unter anderem Werbebotschaften analysieren und Zeitschriftenartikel zu diesem Thema mit den Schülerinnen und Schülern besprechen. Die Standfestigkeit bei Überredungsversuchen wird in Rollenspielen trainiert. Zur Gewaltprävention werden angemessene Umgangsmöglichkeiten mit der eigenen Wut behandelt, sinnvolles und konstruktives Streiten geübt und Streitregeln erarbeitet. Es werden verbale und nonverbale Mobbingsituationen identifiziert. Die Schülerinnen und Schüler lernen diverse Formen von Gewalt zu erkennen sowie positive und praktikable Wege zur Vermeidung von Gewalt und zum Eingreifen bei Gewaltsituationen. In der Klasse wird die Vereinbarung getroffen, dass die Kinder sich gegenseitig helfen oder Hilfe holen.
• Theoretischer Hintergrund	– Soziale Lerntheorie – Theorie des Problemverhaltens
• Didaktik	– Rollenspiele – Entspannungsübung – Kleingruppenarbeit – Gesprächskreise – Puppen- und Theaterspiel
Beschreibung der Materialien	Ein Ringbuchordner enthält ein Handbuch für Lehrkräfte mit Hintergrundinformationen, Arbeitshilfen zur Didaktik, ein Leitfaden für die Elternarbeit, Aufkleber für die Schülerinnen und Schüler sowie 42 Unterrichtseinheiten inklusive Kopiervorlagen.

	Jede Unterrichtseinheit wird auf einer Unterrichtskarte beschrieben, im Hinblick auf den Hintergrund der Einheit, die Zielsetzung, das benötigte Material sowie die Vorbereitung. Des Weiteren werden Anweisungen zur Durchführung sowie Anregungen für weitere Aktivitäten gegeben. Die Unterrichtseinheiten sind in die drei Bereiche „Ich", „Ich und die anderen" sowie „Ich und meine Umwelt" aufgeteilt. Die Themenbereiche sind unabhängig voneinander. Die Themenauswahl, der Zeitpunkt und der Zeitrahmen können die Lehrkräfte frei wählen.
Dauer	Es wird empfohlen, in jedem Schuljahr ungefähr zehn Unterrichtseinheiten durchzuführen. Den Zeitrahmen können die Lehrkörper sich selbst setzen.
Qualifikation der Autorinnen/Autoren	Diplom-Psychologinnen bzw. -Psychologen und Lehrkräfte
Kosten des Angebots	–

Qualifikation der Durchführenden

Fachliche und berufliche Voraussetzungen	Lehrkräfte, die an einer Schulung teilgenommen haben.
Angebot von Schulungen	Die Durchführung des Programms setzt eine Schulung der Lehrkräfte voraus. Seit November 2001 werden Multiplikatorinnen und Multiplikatoren ausgebildet, die in verschiedenen Bundesländern Lehrerfortbildungen anbieten.

Erfolgskontrolle und Wirksamkeit

Evaluationsstudien	In einer Pilotphase wurde das Programm im Schuljahr 1998/99 erstmalig implementiert und im Hinblick auf Umsetzbarkeit und Akzeptanz evaluiert. Zur Zeit läuft eine quasi-experimentelle Studie mit Kontrollgruppendesign und Messwiederholung in Sachsen (Dauer: 2001–2005), mit der die Effektivität des Programms untersucht wird. Erste Evaluationsergebnisse der ersten Klassenstufe werden berichtet.

Steckbrief 3

Wirksamkeit auf Lebens-kompetenz und andere Schutzfaktoren	Gemäß den ersten Ergebnissen der Evaluations-studie unterschieden sich Interventions- und Kontrollschülerinnen bzw. -schüler am Ende des ersten Schuljahres im Hinblick auf ihre Fähig-keiten im Konflikt- und Problemlösungsbereich. So wurden 64,4 % der Interventionsschülerinnen und -schüler von den durchführenden Lehrerin-nen und Lehrern hier als ziemlich und sehr kom-petent eingestuft gegenüber 52,0 % in der Kont-rollgruppe. Diejenigen Schülerinnen und Schü-ler, die von den Lehrkräften als ziemlich und sehr kompetent in ihrer Kommunikationsfähig-keit eingestuft wurden, nahmen in der Interven-tionsbedingung von 51,4 % auf 69,5 % zu und in der Kontrollbedingung von 60,9 % auf 62,3 %. Auch die Kompetenz, sich sozial sensibel und empathisch zu verhalten, wurde nach der Inter-vention signifikant häufiger in der Interventions-gruppe als in der Kontrollgruppe beobachtet (74,6 % vs. 67,7 %).
Wirksamkeit auf Zielverhalten	Nach dem ersten Schuljahr beobachteten die Lehrkräfte in der Kontrollbedingung mehr Schü-ler/Schülerinnen mit häufig oder fast immer auf-fälligem übertriebenem Anpassungsverhalten als in der Kontrollbedingung (4,0 % vs. 1,2 %). Hin-sichtlich weiterer Verhaltensauffälligkeiten un-terschieden sich die Schülerinnen und Schüler in Interventions- und Kontrollbedingung nicht. Evidenzgrad E
Akzeptanz und Durchführbarkeit	72,4 % der befragten Lehrerinnen und Lehrer bewerteten die Ziele des Programms mit sehr gut. Die Praktikabilität wurde von 55,2 % als sehr gut und von 35,1 % als eher gut eingestuft. Die Altersangemessenheit schätzten 89,9 % der Befragten mit sehr gut bzw. eher gut ein. Im Hinblick auf die zeitliche Umsetzung einer Un-terrichtseinheit zeigte sich, dass 33 % der vorge-gebenen Unterrichtseinheit in einer Schulstunde und 67 % in zwei oder mehr Stunden durchge-führt werden konnte.

Stolpersteine und Fallstricke	–
Bemerkungen	„Eigenständig werden" wurde mit dem Deutschen Präventionspreis 2004 ausgezeichnet.

Weiterführende Literatur

Wiborg, G., Hanewinkel, R. (2001): Eigenständig werden – Ein Unterrichtsprogramm zur Gesundheitsförderung in der Grundschule. Ergebnisse einer Pilotstudie in Hamburg und Mecklenburg-Vorpommern. Prävention, 26(2), 56–59.

Wiborg, G., Hanewinkel, R. (2003): „Eigenständig werden" – Zwischenbericht. IFT-Nord, Kiel.

Wiborg, G., Hanewinkel, R. (2004): „Eigenständig werden": Sucht- und Gewaltprävention in der Schule durch Persönlichkeitsförderung – Evaluationsergebnisse der ersten Klassenstufe. In: Melzer, W., Schwind, H.-D. (Hrsg.): Gewaltprävention in der Schule. Grundlagen – Praxismodelle – Perspektiven. Nomos Verlag, Baden-Baden, 88–100.

Steckbrief 3

Steckbrief 4: ALF – Allgemeine Lebenskompetenzen und Fertigkeiten

Autorinnen/Autoren, Titel	– Walden, K., Kutza, R., Kröger, C., Kirmes, J.: ALF – Allgemeine Lebenskompetenzen und Fertigkeiten. Programm für Schüler und Schülerinnen der 5. Klasse mit Information zu Nikotin und Alkohol. – Walden, K., Kröger, C., Kirmes, J., Reese, A., Kutza, R.: ALF – Allgemeine Lebenskompetenzen und Fertigkeiten. Programm für Schüler und Schülerinnen der 6. Klasse mit Unterrichtseinheiten zu Nikotin und Alkohol.
Verlag	Schneider Verlag Hohengehren, Baltmannsweiler
Erscheinungsjahr	1998/2000
ISBN	3-89676-215-X (Manual für die 5. Klasse) 3-89676-214-1 (Manual für die 6. Klasse)
Zielgruppe	Schülerinnen und Schüler der 5. und 6. Jahrgangsstufe
Zielverhalten	Gebrauch und Missbrauch von Tabak und Alkohol
Setting	Schule

Beschreibung des Angebots		
Inhalte und Methodik		
• Trainierte Lebenskompetenzen nach WHO-Definition	In der 5. Klasse	In der 6. Klasse
Selbstwahrnehmung	✕	✕
Empathie	✕	
Kreatives Denken	✕	✕
Kritisches Denken	✕	✕
Entscheidungen treffen		
Problemlösungsfertigkeit	✕	✕
Effektive Kommunikationsstrategien	✕	✕
Interpersonale Beziehungsfertigkeit	✕	✕
Gefühlsbewältigung	✕	✕
Stressbewältigung	✕	✕

• Problemspezifische Inhalte	Im 5. Schuljahr werden Informationen zur Wirkung und den Konsequenzen des Tabak- und Alkoholkonsums anhand von Arbeitsblättern vermittelt, die Funktion und Ursachen des Konsums durch Umfragen über den Konsum bei Erwachsenen und Freundinnen bzw. Freunden und in Gruppendiskussionen erarbeitet. Das Ablehnen von Konsumangeboten von Tabak und Alkohol sowie das Widerstehen von Gruppendruck wird im 5. und 6. Schuljahr in Rollenspielen eingeübt. Im Manual für das 6. Schuljahr ist die Erarbeitung einer kritischen Einstellung gegenüber den beiden Substanzen vorgesehen, indem Vor- und Nachteile des Konsums diskutiert werden und die negativen Konsequenzen des Tabakkonsums durch ein physikalisches Experiment fundiert werden.
• Theoretischer Hintergrund	– Konzept der Risiko- und Schutzfaktoren – Bearbeitung von Entwicklungsaufgaben – Theorie des sozialen Lernens – Theorie des geplanten Verhaltens
• Didaktik	– Rollenspiele – Gruppendiskussionen – Kleingruppen- und Paararbeit – Hausaufgaben
Beschreibung der Materialien	Zwei strukturierte Manuale für Lehrkräfte (Ringbuch DIN-A4), die Arbeitsanweisungen sowie Unterrichtsmaterialien für jede Curriculumseinheit beinhalten.
Dauer der Durchführung	Das ALF-Curriculum besteht aus 20 Unterrichtseinheiten, von denen zwölf in der 5. Klasse und acht in der 6. Klasse durchgeführt werden. Für die Durchführung einer Unterrichtseinheit sind 90 Minuten, das heißt zwei Schulstunden, vorgesehen. Der Ablauf jeder Unterrichtseinheit folgt einem festen Zeitplan: – 10–35 Minuten: Auswertung der Hausaufgaben – 45–70 Minuten: Erarbeitung des Themas

Steckbrief 4

	– 10 Minuten: Abschlussübung
	– 5–10 Minuten: Stellung der Hausaufgaben
	Die Vorbereitungszeit der Lehrerinnen bzw. der Lehrer ist gering, da sie neben den Manualinhalten keine weiteren Arbeitsmaterialien benötigen.
Qualifikation der Autorinnen/Autoren	Das ALF-Programm wurde in der Arbeitsgruppe Präventionsforschung am IFT Institut für Therapieforschung von Diplom-Psychologinnen und -Psychologen konzipiert. Die Entwicklung des Manuals erfolgte in Kooperation mit Lehrerinnen und Lehrern.
Kosten des Angebots	Manual für Lehrkräfte der 5. Klasse (inkl. Versand): 25,20 Euro
	Manual für Lehrkräfte der 6. Klasse (inkl. Versand): 21,60 Euro
Qualifikation der Durchführenden	
Fachliche und berufliche Voraussetzungen	Lehrerinnen und Lehrer; spezifische Vorkenntnisse sind nicht erforderlich
Angebot von Schulungen	Ja (Informationen sind am IFT Institut für Therapieforschung erhältlich)
Erfolgskontrolle und Wirksamkeit	
Evaluationsstudien	Es wurden bisher drei randomisierte Interventionsstudien mit Kontrollgruppendesign und Messwiederholung in Hauptschulen, Real- und Gesamtschulen sowie Gymnasien zur Überprüfung von Umsetzbarkeit, Akzeptanz und suchtpräventiver Wirksamkeit des ALF-Programms durchgeführt.
Wirksamkeit auf Lebenskompetenz und andere Schutzfaktoren	Die Teilnahme am ALF-Programm steigerte das Wissen über Lebensfertigkeiten und führte zu einem vermehrten Einsatz konstruktiver Problembewältigungsstrategien beim Umgang mit intrapersonalen sowie interpersonalen Problemen.
Wirksamkeit auf Zielverhalten	Durch das ALF-Programm wurde der Einstieg in aktuellen missbräuchlichen Tabak- und Alkoholkonsum verzögert:
	– In der Hauptschulstichprobe waren nach der

	5. Klasse signifikant weniger aktuelle Raucherinnen und Raucher (30-Tage-Prävalenz) unter den ALF-Schülerinnen und -Schülern als in der Kontrollgruppe: Während der Anteil aktueller Raucherinnen und Raucher unter den Kontrollschülerinnen und -schülern über die 5. Klasse von 5,8 % auf 11,4 % anstieg, ging er unter den ALF-Schülerinnen und -Schülern von 8,3 % auf 4,5 % zurück. Ein weiterer Interventionseffekt zeigte sich für die Trunkenheitserfahrung: Über das 6. Schuljahr nahm der Anteil an Schülerinnen und Schülern, die bereits einmal in ihrem Leben betrunken waren, in der Kontrollbedingung von 6,0 % auf 14,3 % zu, während er in der Experimentalbedingung gleich blieb (5 %).
	– An Real-/Gesamtschulen berichteten die ALF-Schülerinnen und -Schüler, nach der 5. Klasse signifikant seltener von einem über den Probierkonsum hinausgehenden Tabakkonsum. In der Kontrollgruppe stieg der Anteil der Raucherinnen und Raucher über das 5. Schuljahr von 3,7 % auf 6,3 %, wohingegen er in der Experimentalbedingung von 3,5 % auf 2,4 % sank. Ein Effekt auf den Alkoholkonsum zeigte sich dagegen nicht.
	– Bei der Gymnasialstichprobe trat eine Verzögerung des aktuellen Tabakkonsums in Abhängigkeit von der Qualität der Implementation auf.
	Evidenzgrad A
Akzeptanz und Durchführbarkeit	Das ALF-Curriculum ließ sich an Hauptschulen, Real- und Gesamtschulen sowie Gymnasien gut in den normalen Unterricht integrieren und durchführen. Die Akzeptanz gegenüber dem Curriculum war auf Seiten der Schülerinnen und Schüler, Lehrkräfte und Eltern hoch.
Stolpersteine und Fallstricke	–

Steckbrief 4

Weiterführende Literatur

Bühler, A. (2004): Entwicklungsorientierte Evaluation eines suchtpräventiven Lebenskompetenzprogramms. IFT Bericht, Bd. 145. IFT, München.

Kröger, C., Kutza, R., Walden, K., Reese, A (1998): Implementation eines Lebenskompetenzprogramms für fünfte Klassen an Hauptschulen und Gymnasien. Zeitschrift für Kindheit und Entwicklung, 7, 231–238.

Kröger, C., Reese, A., Walden, K., Kutza, R. (1999): Prävention des Substanzmissbrauchs an Schulen durch das Lebenskompetenzprogramm ALF (IFT-Bericht 108). IFT, München.

Kröger, C., Reese, A. (2000): Schulische Suchtprävention nach dem Lebenskompetenzkonzept – Ergebnisse einer vierjährigen Interventionsstudie. Sucht, 46, 209–217.

Steckbrief 5:   Erwachsen werden

Autorinnen/Autoren, Titel	Wilms, H., Wilms, E.: Erwachsen werden. Life-Skills-Programm für Schülerinnen und Schüler der Sekundarstufe I. Handbuch für Lehrerinnen und Lehrer
Anbieter	Hilfswerk der Deutschen Lions e.V. Bleichstraße 1–3 65183 Wiesbaden www.lions-quest.de
Erscheinungsjahr	2000
Zielgruppe	Schülerinnen und Schüler der Sekundarstufe I (Altersgruppe: 10–16 Jahre)
Zielverhalten	Missbrauch psychoaktiver Substanzen (Tabak, Alkohol, illegale Substanzen)
Setting	Schule
Beschreibung des Angebots	
Inhalte und Methodik	
• Trainierte Lebens-kompetenzen nach WHO-Definition	
Selbstwahrnehmung	×
Empathie	×
Kreatives Denken	×
Kritisches Denken	×
Entscheidungen treffen	×
Problemlösungsfertigkeit	×
Effektive Kommunikations-strategien	×
Interpersonale Beziehungs-fertigkeit	×
Gefühlsbewältigung	×
Stressbewältigung	×
• Problemspezifische Inhalte	Die Schülerinnen und Schüler erhalten Informationen über Sucht, Drogen und Hilfsangebote sowie über die Ursachen und Entstehungsbedingungen des Substanzkonsums. In der 5. oder 6. Klasse werden die Inhalte zu Tabak und Alko-

Steckbrief 5

	hol, ab der 7. Klasse Medikamente, Haschisch und Ecstasy behandelt. Auf so genannte harte Drogen wie Kokain und Opiate wird vergleichsweise kurz eingegangen. Die Schülerinnen und Schüler werden dazu angeregt, über eigene Verhaltensgewohnheiten nachzudenken, um sich über eigene potenzielle Suchtgefährdungen bewusst zu werden. Der Umgang mit Konsumangeboten und sozialem Druck zum Konsum wird in Rollenspielen trainiert. Im Abschlussprojekt zum Thema „Sucht und Suchtmittel" sollen die Schülerinnen und Schüler (ab der 7. Klasse) die erarbeiteten Inhalte bei der Erstellung einer Klassenzeitung einbringen.
• Theoretischer Hintergrund	– Soziale Lerntheorie – Problem-Behavior-Theory
• Didaktik	– Paar- und Gruppenarbeit – Gruppendiskussionen – Rollenspiele – Visualisierungsübungen und gelenkte Fantasiereise – Aktivierungsspiele/Interaktionsspiele
Beschreibung der Materialien	Das Handbuch für Lehrkräfte liegt in Form eines Ringbuchordners vor und enthält Hintergrundinformationen zur Suchtprävention allgemein sowie zum Programm; außerdem die Darstellung von insgesamt 73 Unterrichtsthemen inklusive CD-ROM. Für die Schülerinnen und Schüler gibt es eine Sammelmappe (Ringbuch, DIN-A4), in der die Arbeitsblätter und Notizen abgeheftet werden können. Für die Eltern gibt es ein Begleitheft zum Programm sowie vorbereitete Elternbriefe. Die Materialien sind durch die Teilnahme an einem Einführungsseminar erhältlich. Inhaltlich gliedert sich das Curriculum in folgende sieben Themenbereiche: – Ich und meine (neue) Gruppe – Stärkung des Selbstvertrauens – Mit Gefühlen umgehen – Die Beziehung zu meinen Freunden

	– Mein Zuhause – Es gibt Versuchungen: Entscheide dich – Ich weiß, was ich will
Dauer der Durchführung	Es werden 73 Unterrichtsthemen vorgegeben. Die Dauer der Durchführung richtet sich nach der Anzahl der bearbeiteten Themen sowie der jeweiligen Bearbeitungszeit. Hierfür werden keine Vorgaben gemacht, sondern die Lehrerinnen und Lehrer bestimmen die Dauer und Intensität des Programms.
Qualifikation der Autorinnen/Autoren	Das deutsche Programm geht auf das US-amerikanische Lions-Quest-Programm „Skills for Adolescence" zurück. Ein Arbeitskreis aus Lehrerinnen und Lehrern adaptierte dieses Programm für Deutschland unter wissenschaftlicher Begleitung durch Prof. Dr. K. Hurrelmann, Universität Bielefeld.
Kosten des Angebots	–

Qualifikation der Durchführenden

Fachliche und berufliche Voraussetzungen	Lehrkräfte, die an einer Schulung teilgenommen haben
Angebot von Schulungen	Angeboten werden ein dreitägiges, praxisorientiertes Einführungsseminar sowie verschiedene Aufbauseminare zu den Themen: „Refresher und Motivation", „Pädagogisches Rollenspiel", „Förderung von Teamfähigkeit" und „Zusammenarbeit mit den Eltern". Die Seminare werden regional angeboten.

Erfolgskontrolle und Wirksamkeit

Evaluationsstudien	Das deutsche Programm wurde in einer Evaluationsstudie zwischen 2000 und 2002 untersucht, in der Lehrkräfte, Schulleiterinnen und -leiter sowie Schülerinnen und Schüler zu Implementation, Akzeptanz und Wirksamkeit des Programms befragt wurden. Die Effektivität des Programms wurde über eine quasi-experimentelle Interventionsstudie mit Kontrollgruppendesign und Messwiederholung mit Schülerinnen

	und Schülern der Jahrgangsstufe 5 und 7 überprüft.
Wirksamkeit auf Lebenskompetenz und andere Schutzfaktoren	Die Entwicklung des Selbstwertgefühls sowie der sozialen Kompetenz wurde besonders bei Mädchen positiv durch das Programm gefördert. Jungen zeigten hier bereits zu Programmbeginn hohe Werte, sodass eine Steigerung nicht mehr möglich war.
Wirksamkeit auf Zielverhalten	Die Gewissheit ein Rauchangebot ablehnen zu können sowie die Ausstiegsbereitschaft bei bereits rauchenden Schülerinnen und Schülern wurde durch das Programm bei Mädchen positiv beeinflusst. Für beide Geschlechter zeigte sich keine Beeinflussung auf die Probierbereitschaft. Der aktuelle Tabakkonsum nahm bei den Fünftklässlern (Jungen und Mädchen) durch das Programm in geringerem Umfang zu als in der Kontrollgruppe: bei den Experimentalschülerinnen und -schülern von 4,9 % (Prätest) auf 5,7 % (1. Posttest) bzw. 7,9 % (2. Posttest), in der Kontrollgruppe von 5,3 % auf 10,6 % bzw. 12,5 %. Unter der Gruppe der Siebtklässler konnten dagegen keine Interventionseffekte auf den Tabakkonsum erzielt werden. Evidenzgrad A
Akzeptanz und Durchführbarkeit	Über die Befragung von Lehrerinnen und Lehrern, Schulleiterinnen und Schulleitern sowie Schülerinnen und Schülern liegen Aussagen über die Verbreitung und Implementierung des Programms an deutschen Schulen sowie die Bewertung der eingesetzten Materialien vor: Von den Lehrkräften, die an einem Einführungsseminar teilgenommen haben und sich an der Befragung beteiligten (n = 1330), berichteten 80 %, bereits Themen des Programms im Unterricht eingesetzt zu haben. Besonders häufig wurde das Programm in der 5., 6. und 7. Jahrgangsstufe durchgeführt. Als Gründe gegen den Einsatz des Programms gaben die befragten Lehrkräfte am häufigsten schulorganisatorische Aspekte an, wie

	zum Beispiel die Integration des Programms in den regulären Unterricht. Insgesamt sprechen die Befunde dafür, dass das Programm von den Lehrkräften, Schulleiterinnen und Schulleitern sowie Schülerinnen und Schülern in hohem Maße akzeptiert wird. Bei den Lehrkräften wurden zusätzlich Angaben zum Schulungsseminar erhoben, wobei 41 % der Lehrkräfte das Einführungsseminar mit der Note „sehr gut" und weitere 52 % mit der Note „gut" bewerteten.
Stolpersteine und Fallstricke	Substanzspezifische Unterrichtseinheiten werden erst ab der 7. Klasse empfohlen.
Bemerkungen	Die Lehrkräfte erhalten Vorschläge und Anleitungen für eine geschlechtsspezifische Unterrichtsgestaltung.

Weiterführende Literatur

Bauer, U. (2004): Prävention und Schulstruktur – Evaluationsergebnisse zu Lions-Quest „Erwachsen werden". In: Melzer, W., Schwind, H.-D. (Hrsg.): Gewaltprävention in der Schule. Grundlagen – Praxismodelle – Perspektiven. Nomos Verlag, Baden-Baden, 113–138.

Kähnert, H. (2002): Evaluation des Lions-Quest-Programms „Erwachsen werden" – Abschlussbericht. Universität Bielefeld.

Kähnert, H., Hurrelmann, K. (2003): Das Lions-Quest-Programm „Erwachsen werden". Prävention, 26(2), 49–51.

Kähnert, H. (2003): Evaluation des schulischen Lebenskompetenzförderprogramms „Erwachsen werden". Dissertation, Universität Bielefeld. [http://bieson.ub.uni-bielefeld.de/volltexte/2004/505/pdf/Dissertation _Kaehnert_2004.pdf]

Wilms, E. (2004): Das Programm „Erwachsen werden" von Lions-Quest als Beitrag zum sozialen Lernen in der Schule. In: Melzer, W., Schwind, H.-D. (Hrsg.): Gewaltprävention in der Schule. Grundlagen – Praxismodelle – Perspektiven. Nomos Verlag, Baden-Baden, 101–112.

Steckbrief 5

Steckbrief 6: Leipziger Programm – Unterrichtsvorschläge zur Anwendung des Soester Programms und ALF

Autorinnen/Autoren, Titel	Müller, A., Schmidt, M., Reißig, B., Petermann, H.: Praxis schulischer Sucht- und Drogenprävention. Unterrichtsmaterial für die Klassenstufen 6–8.
Verlag	Mcve Verlag, Schwarzenberg
Erscheinungsjahr	2001
ISSN	1438-9096
Zielgruppe	6. bis 8. Jahrgangsstufe
Zielverhalten	Gebrauch und Missbrauch von Tabak, Alkohol, Medikamenten sowie illegalen Drogen
Setting	Schule

Beschreibung des Angebots

Inhalte und Methodik			
• Trainierte Lebenskompetenzen nach WHO-Definition	In der 6. Klasse	In der 7. Klasse	In der 8. Klasse
Selbstwahrnehmung	✕		✕
Empathie	✕		
Kreatives Denken		✕	
Kritisches Denken	✕	✕	
Entscheidungen treffen			
Problemlösungsfertigkeit	✕	✕	✕
Effektive Kommunikationsstrategien	✕	✕	✕
Interpersonale Beziehungsfertigkeit	✕	✕	✕
Gefühlsbewältigung	✕	✕	
Stressbewältigung	✕	✕	
• Problemspezifische Inhalte	In der 6. Klasse werden eigene Konsumgewohnheiten am Beispiel des Fernsehverhaltens reflektiert. Die Standfestigkeit gegenüber Konsumangeboten von Tabak und Alkohol wird in Rollenspielen mit den Schülerinnen und Schülern trainiert. In der 7. Klasse werden die Funktion und der angemessene Einsatz von Medikamenten behan-		

	delt. Des Weiteren erfolgt die Aufklärung über die körperlichen Folgen des Tabak- und Alkoholkonsums. Die Werbestrategien der Tabakindustrie werden analysiert und Stilmittel der Werbung von den Schülerinnen und Schülern anschließend bei der Erstellung eines Anti-Raucher-Plakats selbst umgesetzt. Es werden die Vor- und Nachteile des Tabak- und Alkoholkonsums im Klassengespräch gesammelt; die Schülerinnen und Schüler führen Interviews mit gleichaltrigen und erwachsenen Raucherinnen und Rauchern sowie Nichtraucherinnen und Nichtrauchern. In der 8. Klasse folgen Unterrichtseinheiten zu illegalen Substanzen. Es werden Informationen zur Abhängigkeitsentwicklung bei Heroin und Haschisch vermittelt; außerdem wird die Wirkung von Ecstasy besprochen. Die Schülerinnen und Schüler werden über Institutionen der Sucht- und Drogenberatung in der Region unterrichtet und sollen in Kleingruppen eine Beratungsstelle aufsuchen, um weitere Informationen zu sammeln. Des Weiteren werden die Themen „Drogen in unserer Gesellschaft" sowie „Drogen und Musik" thematisiert, indem die Schülerinnen und Schüler entsprechende Materialien aus den Medien zusammentragen und in Klassengesprächen auswerten. Anhand der Reflexion über die eigenen Trinkgewohnheiten werden typische Trinksituationen sowie die Funktionalität des Alkoholkonsums erarbeitet.
• Weitere angesprochene Inhalte	– In der 6. Klasse: Lernstrategien – In der 7. Klasse: Generationskonflikt – In der 8. Klasse: Konflikte im Leben, Moral und Gewissen, Erfolgskontrolle, Zukunftsfantasien, Partnerschaft und Liebe
• Theoretischer Hintergrund	– Soziale Lerntheorie – Theorie des Problemverhaltens
• Didaktik	– Klassengespräche – Rollenspiele – Einzel-, Partner- und Gruppenarbeit

Steckbrief 6

	– Hausaufgaben – Spiele mit Körpererfahrung
Beschreibung der Materialien	Es liegt ein Heft für Lehrkräfte vor, das neben den Unterrichtsvorschlägen Hintergrundinformationen zur schulischen Suchtprävention und epidemiologischen Ausgangslage enthält. Zusätzlich werden Hinweise für die Integration des Programms in den Schulalltag gegeben. Die Darstellung der Unterrichtsvorschläge beginnt mit einer Themenübersicht, bei der Themen und Inhalte der Stunden für die drei Jahrgangsstufen kurz vorgestellt werden. Die Unterrichtsthemen sind dabei in die vier Programmbausteine „Wissen über Sucht und Drogen", „Entwicklung der Persönlichkeit", „Umgang mit sich selbst" und „Umgang mit anderen" unterteilt. Zur ausführlichen Vorstellung der einzelnen Unterrichtsstunden wird jeweils angegeben, in welche Schulfächer sie gut integrierbar sind, wie viel Zeit ihre Umsetzung benötigt, welchen inhaltlichen Schwerpunkt sie haben und wie sie gestaltet werden sollten. Arbeitsmaterialien für die Unterrichtsgestaltung sind den Unterrichtsvorschlägen beigefügt. Die vorgegebenen Unterrichtseinheiten sind als Anregung für die Lehrkräfte gedacht. Je nach Voraussetzungen und Bedingungen in den einzelnen Klassen sowie eigenen Fähigkeiten und Vorlieben dürfen die Lehrerinnen und Lehrer von den Programmvorgaben abweichen. Auf diese Weise kann eine zielgruppengerechte Spezifizierung des Programms durch die Lehrkräfte vorgenommen werden.
Dauer der Durchführung	Für die Jahrgangsstufe 6 werden 19 Unterrichtsthemen angeboten, für die Jahrgangsstufe 7 sind es 18 und für die Jahrgangsstufe 8 sind es 17 Themen. Die Durchführung aller vorgeschlagenen Unterrichtseinheiten kann in 30 bis 35 Schulstunden erfolgen. Es wird empfohlen, pro Jahrgangsstufe mindestens zehn Themen umzu-

	setzen und kontinuierlich in den normalen Schulunterricht zu integrieren.
Qualifikation der Autorinnen/Autoren	Das Programm wurde am Institut für Entwicklungs- und Persönlichkeitspsychologie und Psychodiagnostik an der Universität Leipzig unter Leitung von Prof. Dr. H. Petermann zusammengestellt. Es integriert dabei Unterrichtseinheiten des ALF- sowie des Soester Programms.
Kosten des Angebots	Lehrerheft: 8,20 Euro (zzgl. Versandgebühr)

Qualifikation der Durchführenden

Fachliche und berufliche Voraussetzungen	Es werden für keinen Unterrichtsvorschlag besondere fachliche und berufliche Kompetenzen von den Durchführenden gefordert.
Angebot von Schulungen	–

Erfolgskontrolle und Wirksamkeit

Evaluationsstudien	Die Umsetzbarkeit, Akzeptanz und Wirksamkeit dieses Programms wurden im Rahmen der Leipziger Public-Health-Studie zwischen 1997 und 2000 an Mittelschulen und Gymnasien überprüft.
Wirksamkeit auf Lebenskompetenz und andere Schutzfaktoren	Durch das Programm wurde bei den Schülerinnen und Schülern das Selbstwertgefühl sowie die soziale Kompetenz im Vergleich zu den Kontrollgruppen ohne Intervention gesteigert. Diese Effekte zeigten sich sowohl unmittelbar nach der Intervention wie auch $1\frac{1}{2}$ Jahre später. Keine Beeinflussung ergab sich im Hinblick auf die allgemeine Selbstwirksamkeitserwartung.
Wirksamkeit auf Zielverhalten	Unmittelbar im Anschluss an die Intervention war der Anteil der Schülerinnen und Schüler, die in den letzten drei Monaten nicht geraucht hatten, in der Experimentalgruppe höher als in der Kontrollgruppe (91 % vs. 86 %). Dieser Effekt zeigte sich jedoch nur bei den Schülerinnen und Schülern, die in der 7. Klasse am präventiven Unterricht teilgenommen hatten und nicht bei jenen, die den Unterricht in der 6. Klasse erhielten. Zum Follow-up $1\frac{1}{2}$ Jahre später waren keine

Steckbrief 6

	Unterschiede im Rauchverhalten von Schülerinnen und Schülern der Experimental- und Kontrollgruppen mehr nachzuweisen. Der Anteil von Alkoholabstinenz war bei den Schülerinnen und Schülern, die das Programm in der 6. Schulklasse durchliefen, unmittelbar nach der Intervention (mit 72 %) sowie 1½ Jahre (mit 49 %) später höher als bei den Kontrollschülerinnen und -schülern (mit 64 % bzw. 40 %). Kein suchtpräventiver Effekt auf den Alkoholkonsum zeigte sich bei denjenigen Schülerinnen und Schülern, mit denen das Programm in der siebten Jahrgangsstufe durchgeführt wurde. Evidenzgrad A
Akzeptanz und Durchführbarkeit	Das Programm konnte in Mittelschulen und Gymnasien sowie in den Klassenstufen 6 und 7 in angemessenem Umfang realisiert werden. In 42 % der teilnehmenden Klassen konnte zwischen 50 % und 75 % des Programminhalts umgesetzt werden und in weiteren 33 % zwischen 75 % und 100 %.
Stolpersteine und Fallstricke	–

Weiterführende Literatur

Fischer, V. (2001): Suchtprävention bei Jugendlichen. Theoretische Aspekte und empirische Befunde. Roderer Verlag, Regensburg.

Markert, C. (2003): Schule, Alkohol und Zigaretten. Erklärungsmodelle und Befunde. Logos Verlag, Berlin.

Roth, M. (2002): Substanzmissbrauch in der Schule – Ergebnisse eines Programms zur Primärprävention in der Schule. In: Böttger, G., Petermann, H., Schröder, H. (Hrsg.): Suchtprävention in Sachsen – Standortbestimmung und Perspektiven. Sächsisches Staatsministerium für Soziales, Gesundheit, Jugend und Familie, Dresden.

Steckbrief 7:   Soester Programm

Autorinnen/Autoren, Titel	– Suchtvorbeugung in den Schulen der Sekundarstufen I und II – Bäuerle, D., Israel, G., Rasel, D.: Band I: Konzeption, fachliche Grundlagen, Rechtsaspekte – Israel, G., Hoff-Reßmeyer, R., Posse, N., Sieverding, U., Titze, B.: Band II: Suchtvorbeugung im Unterricht (Unterrichtsbaukasten), Beratung, Elternarbeit
Anbieter	Herausgeber der Materialien ist das Landesinstitut für Schule und Weiterbildung Nordrhein-Westfalen. Das Programm wird als PDF-Datei auf der Internetseite: http://www.learn-line.nrw.de/angebote/gesundids/ zur Verfügung gestellt.
Erscheinungsjahr	2001 (neue Fassung)
ISBN	3-8165-2285-8
Zielgruppe	Schülerinnen und Schüler der Sekundarstufen I und II (5. bis 13. Klasse)
Zielverhalten	Prävention von Substanzmissbrauch (Berücksichtigung stofflicher und nichtstofflicher Süchte)
Setting	Schule

Beschreibung des Angebots			
Inhalte und Methodik			
• Trainierte Lebenskompetenzen nach WHO-Definition	5. bis 7. Klasse	8. bis 10. Klasse	11. bis 13. Klasse
Selbstwahrnehmung			
Empathie			
Kreatives Denken	×	×	
Kritisches Denken			
Entscheidungen treffen			×
Problemlösungsfertigkeit	×	×	×
Effektive Kommunikationsstrategien			
Interpersonale Beziehungsfertigkeit			×

Steckbrief 7

Gefühlsbewältigung			
Stressbewältigung			
• Problemspezifische Inhalte	Die substanzbezogenen Inhalte in der Sekundarstufe I zielen auf legale Substanzen (Medikamente, Nikotin) und entsprechende Konsummotive ab, während die Inhalte für die Klassenstufen 8–10 und 11–13 auch illegale Drogen (Cannabis, Opiate) thematisieren. Als nichtstoffliche Süchte werden die Medien, das Essverhalten und Beziehungssüchte behandelt. Jeder Baukasten enthält als Baustein 1 das Thema „Suchtmittel", bei dem ein Verständnis für den Drogenbegriff aufgebaut werden soll. Die Schülerinnen und Schüler sollen sich als potenzielle Nutzer der Substanz erkennen und eine kritische Haltung gegenüber der behandelten Substanz aufbauen. In Baustein 2 werden unter dem Thema „Missbrauch/Sucht" die Entstehungsbedingungen problematischen Konsumverhaltens erarbeitet, die Schülerinnen und Schüler sollen über ihre eigenen Konsummuster reflektieren und Alternativverhalten erproben. Baustein 3 (problemunspezifisch) fokussiert auf die Handlungskompetenz. Es sollen typische Konfliktsituationen erkannt und analysiert werden, die Selbst- und Fremdwahrnehmung verbessert und Handlungsalternativen erarbeitet werden. Innerhalb des Bausteins „Handlungskompetenz" wird das Mediatormodell zur Konfliktbearbeitung in Gruppen erarbeitet.		
• Theoretischer Hintergrund	– Konzept der Entwicklungsaufgaben		
• Didaktik	– Einzelarbeit/Kleingruppen- und Paararbeiten – Gruppendiskussion – Karusselldiskussion – Stillarbeit – Rollenspiele – Arbeitsblätter – Brainstorming – Hausaufgaben		

	– Selbstbeobachtung und Verhaltensexperimente – Entspannung – Interaktionsspiele/Planspiele – Fragebogeneinsatz – Freiarbeit
Beschreibung der Materialien	Es handelt sich um ein Materialpaket, das aus zwei Bänden besteht: Band 1 enthält Informationen zum theoretischen Hintergrund der schulischen Suchtprävention, zu den Entstehungsbedingungen und Erscheinungsformen abhängigen Verhaltens sowie zu Rechtsaspekten. In Band 2 werden der Unterrichtsbaukasten mit den einzelnen Unterrichtsvorschlägen sowie die Themen Beratung und Elternarbeit dargestellt. Die Darstellung der Unterrichtsvorschläge erfolgt nach einem einheitlichen Aufbau, der sich in Eingangsphase, Durchführungsphase und Auswertungsphase untergliedert. Alle zur Umsetzung notwendigen Arbeitsblätter für Lehrkräfte sowie Schülerinnen und Schüler liegen bei. Durch den Materialbaustein „Beratung" wird die Sekundärprävention berücksichtigt. Zu den Aufgaben der Beratung in der Suchtvorbeugung an einer Schule gehören die qualifizierte Information und Beratung des Lehrerinnen- und Lehrerkollegiums, der Eltern sowie der Schülerinnen und Schüler. Dies erfordert die Kenntnis vor allem der Ursachen und Erscheinungsformen der Abhängigkeit, der Präventions- und Therapieangebote wie auch der rechtlichen Grundlagen.
Dauer der Durchführung	Das Programm ist als Baukastensystem angelegt, aus dem die durchführenden Lehrkräfte einzelne Unterrichtsvorschläge gemäß dem Bedarf in ihrer Klasse sowie der zur Verfügung stehenden Unterrichtszeit entnehmen können. Für die konkrete Umsetzung einer Baukastenreihe kann von einem Mindestzeitumfang von ca. vier Schulstunden ausgegangen werden.
Qualifikation der Autorinnen/Autoren	Die Materialien wurden zur Lehrerfortbildung in Nordrhein-Westfalen entwickelt. Beteiligte Insti-

Steckbrief 7

	tutionen sind: das Ministerium für Schule, Wissenschaft und Forschung des Landes Nordrhein-Westfalen, das Landesinstitut für Schule und Weiterbildung, die Bezirksregierungen und Schulämter.
Kosten des Angebots	Über das Internet kostenlos erhältlich.

<table>
<tr><td colspan="2" align="center">Qualifikation der Durchführenden</td></tr>
<tr><td>Fachliche und berufliche Voraussetzungen</td><td>Lehrerinnen und Lehrer mit und ohne Erfahrung in der Suchtprävention</td></tr>
<tr><td>Angebot von Schulungen</td><td>Beraterinnen und Beratern wird die Teilnahme an einem Arbeitskreis nahe gelegt; zur Einrichtung von Lehrerarbeitskreisen kann man sich an die zuständigen Schulämter bzw. die Schulaufsichtsbehörde wenden (in NRW).</td></tr>
<tr><td colspan="2" align="center">Erfolgskontrolle und Wirksamkeit</td></tr>
<tr><td>Evaluationsstudien</td><td>Die bisher veröffentlichten Evaluationsergebnisse (vgl. Literatur) beziehen sich auf die alte Programmversion, die sich erheblich von der neuen unterscheidet.</td></tr>
<tr><td>Wirksamkeit auf Lebenskompetenz und andere Schutzfaktoren</td><td>–</td></tr>
<tr><td>Wirksamkeit auf Zielverhalten</td><td>–</td></tr>
<tr><td>Durchführbarkeit und Zeitaufwand</td><td>–</td></tr>
<tr><td>Stolpersteine und Fallstricke</td><td>–</td></tr>
<tr><td>Sonstiges</td><td>Das erste Materialienpaket zur Suchtprävention wurde 1991 erstellt und allen Schulen der Sekundarstufen I und II zur Verfügung gestellt. Diese Materialien haben in den Schulen des Landes NRW, bei den Elternverbänden sowie den Fachleuten innerhalb und außerhalb von Nordrhein-Westfalen viel Anerkennung gefunden und die Konzeption weiterer schulischer Präventionsprogramme beeinflusst. Nach zehn Jahren liegt nun eine neue Fassung des Programms vor, bei</td></tr>
</table>

dem verschiedene inhaltliche und methodische Neuerungen eingeführt wurden. Anders als in der Vorgängerversion des Programms wird die Förderung allgemeiner und personaler Lebenskompetenzen in der neuen Fassung der Unterrichtsmaterialien gegenüber problemspezifischer Inhalte bewusst klein gehalten. Von den allgemeinen unspezifischen Kompetenzen wird die Förderung von „Konfliktwahrnehmung" und „Konfliktlösung" herausgegriffen, da sie für die schulische Suchtprävention unter Berufung auf das Konzept der Entwicklungsaufgaben als zentral angesehen wird. Darüber hinaus sind die neuen Materialien im Vergleich zu der Vorgängerversion gekürzt und inhaltlich gestrafft worden, um durch eine übersichtliche Gestaltung auch mit Suchtprävention ungeübten Lehrerinnen und Lehrern den Einsatz der Materialien zu erleichtern.

Weiterführende Literatur

Fischer, V., Röhr, M. (1999): Jugendlicher Alkoholkonsum: Gibt es ein suchtprotektives Persönlichkeitsmuster? In: Kolip, P. (Hrsg.): Programme gegen Sucht. Juventa Verlag, Weinheim, 183–195.

Müller, A. (1997): Leipziger Lehrer halten primärpräventiven Unterricht. Prävention, 20, 77–80.

Petermann, H. (1999): Das Soester Programm zur Suchtprävention: Konzept, Akzeptanz und Effektivität. In: Kolip, P. (Hrsg.): Programme gegen Sucht. Juventa Verlag, Weinheim, 199–214.

Petermann, H., Fischer, V. (2000): Wie effektiv ist schulische Suchtprävention? – Ergebnisse der Leipziger Präventionsstudie. In: Leppin, A., Hurrelmann, K., Petermann, H. (Hrsg.): Jugendliche und Alltagsdrogen. Konsum und Perspektiven der Prävention. Luchterhand Verlag, Neuwied, Kriftel, Berlin, 141–161.

Petermann, H., Müller, H., Kersch, B., Röhr, M. (1997): Erwachsen werden ohne Drogen. Juventa Verlag, Weinheim.

Petermann, H., Reißig, B. (1998): Schulische Suchtprävention – Akzeptanz und Schülerinteresse. Prävention, 3, 81–84.

Steckbrief 8:   Ecstasy-Präventionsprogramm

Autorinnen/Autoren, Titel	Freitag, M., Kähnert, H. (1998): Suchtprävention: Das Ecstasy-Projekt
Verlag	Verlag an der Ruhr GmbH Postfach 102251 45422 Mülheim an der Ruhr www.verlagruhr.de
Zielgruppe	Schülerinnen und Schüler im Alter von 14 bis 22 Jahren
Zielverhalten	Risikoreduzierter Umgang mit Ecstasy/„harm reduction"
Setting	Schule
Beschreibung des Angebots	
• Trainierte Lebenskompetenzen nach WHO-Definition	Klasse
Selbstwahrnehmung	×
Empathie	
Kreatives Denken	
Kritisches Denken	×
Entscheidungen treffen	
Problemlösungsfertigkeit	×
Effektive Kommunikationsstrategien	
Interpersonale Beziehungsfertigkeit	× (speziell: Umgang mit Konflikten)
Gefühlsbewältigung	×
Stressbewältigung	
• Problemspezifische Inhalte	Es werden die Funktion und Ursachen der Sucht erarbeitet, indem zur Reflexion der eigenen Verhaltensgewohnheiten angeregt wird, eine anonyme Klassenbefragung zu diesen Gewohnheiten durchgeführt sowie ein Verhaltensexperiment in Form eines Verzichttages umgesetzt wird. Anhand von Fallbeispielen werden Entwicklungsverläufe der Sucht vorgestellt. Das Wirkspektrum, die negativen Konsequenzen des Ecstasy-

	Konsums sowie Safe-Use-Regeln werden anhand von Arbeitsblättern erarbeitet. Über die Kontaktaufnahme mit örtlichen Drogenberatungsstellen sammeln die Schülerinnen und Schüler Informationen über Hilfsangebote.
• Theoretischer Hintergrund	Kompetenzförderungsparadigma
• Didaktik	– Gruppendiskussion – Einzel- und Gruppenarbeiten – Verhaltensexperiment/Selbstbeobachtung – Rollenspiele – Entspannungsübungen: Fantasiereise/progressive Muskelrelaxation – Vertrauensspiele
Beschreibung der Materialien	Das Programm liegt in Manualform für Lehrerinnen und Lehrer vor. Das Manual enthält Anleitungen und Materialien (zum Beispiel Kopiervorlagen für Overheadfolien) zu den einzelnen Unterrichtssitzungen, Hintergrundinformationen für Lehrkräfte sowie Informations- und Arbeitsblätter für Schülerinnen und Schüler.
Dauer	Von den 14 Bausteinen des Curriculums stellen die Komponenten 1 bis 10 das Basisprogramm dar; die Bausteine 11 bis 14 können optional ergänzt werden. Jeder Programmbaustein lässt sich in ein oder zwei Schulstunden durchführen. Das gesamte Programm kann über mehrere Wochen verteilt (4 bis 5 Wochen) in den normalen Unterricht integriert werden oder an zwei bis drei Projekttagen durchgeführt werden.
Qualifikation der Autorinnen/Autoren	Das Programm wurde von einer Projektgruppe an der Fakultät für Gesundheitswissenschaften der Universität Bielefeld im Rahmen des interdisziplinären Forschungsverbundes NRW „Substanzgebundene Abhängigkeit" entwickelt.
Kosten des Angebots	Manual: 18,60 Euro
Qualifikation der Durchführenden	
Fachliche und berufliche Voraussetzungen	Lehrerinnen und Lehrer (es werden keine Angaben zu zusätzlichen Qualifikationen gemacht)

Steckbrief 8

Angebot von Schulungen	–
Erfolgskontrolle und Wirksamkeit	
Evaluationsstudie	Es wurde eine quasi-experimentelle Interventionsstudie mit Prä-Posttestdesign unter Einbezug von Gymnasien, Gesamtschulen und berufsbildenden Schulen durchgeführt, um die Wirksamkeit sowie Durchführbarkeit des Programms zu prüfen.
Wirksamkeit auf Lebenskompetenz und andere Schutzfaktoren	–
Wirksamkeit auf Zielverhalten	Von Effekten auf das Konsumverhalten selbst wird nicht berichtet. Durch die Intervention konnte ein Wissenszuwachs über Ecstasy erzielt werden, der sich nicht nur für die drogenunerfahrenen Schülerinnen und Schüler, sondern auch für die Risikogruppe der Drogenerfahrenen zeigte. Die Probierbereitschaft für Ecstasy, Amphetamine und LSD wurde durch die Intervention weder positiv noch negativ beeinflusst; „Bumerang-Effekte" können ausgeschlossen werden. Evidenzgrad A
Akzeptanz und Durchführbarkeit	Im Anschluss an die Unterrichtsreihe wurden Daten zur Akzeptanz der Materialien und zur Umsetzbarkeit des Programms bei Schülerinnen und Schülern sowie Lehrerinnen und Lehrern erhoben. Ergebnisse sprechen für eine gute Implementierbarkeit des Programms und für gute Akzeptanz der Unterrichtsmaterialien bei den beteiligten Lehrkräften sowie Schülerinnen und Schülern. Die Lehrerinnen und Lehrer bewerteten die 14 Programmbausteine im Durchschnitt mit Noten zwischen 1,5 bis 3,1, die Schülerinnen und Schüler mit Noten zwischen 2,3 bis 3,3. Über die Hälfte der Lehrkräfte schätzt jedoch den zeitlichen Rahmen für die Umsetzung als eher knapp bemessen ein.
Stolpersteine und Fallstricke	–

Weiterführende Literatur

Freitag, M. (1999): Suchtprävention am Beispiel von Ecstasy und Partydrogen. In: Freitag, M., Hurrelmann, K. (Hrsg.): Illegale Alltagsdrogen. Juventa-Verlag, Weinheim, 81–117. Kähnert, H.,

Freitag, M., Hurrelmann, K. (1998): Ecstasy-Prävention in der Schule. Prävention, 21(2), 51–54.

Steckbrief 8

Steckbrief 9: Freunde für Kinder

Autorinnen/Autoren, Titel	Barrett, P., Webster, H., Turner, C.: Freunde für Kinder (übersetzt und bearbeitet von Essau, C. A., Conradt, J.)
Verlag	Ernst Reinhardt Verlag, München
Erscheinungsjahr	2003
ISBN	3-497-01640-3
Zielgruppe	Kinder im Alter von 7 bis 12 Jahren
Zielverhalten	Prävention von Angst und Depression
Setting	Schule, klinisches Setting u. Ä.
Beschreibung des Angebots	
Inhalte und Methodik	
• Trainierte Lebens-kompetenzen nach WHO-Definition	
Selbstwahrnehmung	×
Empathie	×
Kreatives Denken	×
Kritisches Denken	
Entscheidungen treffen	
Problemlösungsfertigkeit	×
Effektive Kommunikations-strategien	
Interpersonale Beziehungs-fertigkeit	
Gefühlsbewältigung	×
Stressbewältigung	
• Problemspezifische Inhalte	Die Beziehung zwischen Verhalten, Gedanken und Gefühlen wird erarbeitet, die Schülerinnen und Schüler werden für die Signale des Körpers (zum Beispiel erhöhter Herzschlag bei Angst) sensibilisiert. Es werden Bewältigungsstrategien wie Entspannungsübungen, der Einsatz positiver Selbstgespräche und hilfreicher Gedanken, Problemlösungsfertigkeit und Selbstkonfrontation mit aversiven Reizen sowie Selbstverstärkung trainiert Jedem dieser Schritte zum Umgang mit

	herausfordernden Situationen ist dabei ein Buchstabe aus dem Wort F-R-E-U-N-D-E zugeordnet, sodass die Abfolge der Bewältigungsschritte für die Kinder leicht erinnert werden kann. Zusätzlich zur Anwendung der Bewältigungsstrategien auf eigene Probleme erlernen die Kinder, diese als Beraterinnen und Berater bei Problemen anderer weiterzugeben.
• Theoretischer Hintergrund	Das zugrunde liegende theoretische Modell berücksichtigt kognitive Prozesse, physiologische Reaktionen und Lernprozesse, die bei der Entwicklung, Aufrechterhaltung und Erfahrung von Angst und Depression zusammenwirken.
• Didaktik	Das Programm sollte in kleinen Gruppen von bis zu zwölf Kindern durchgeführt werden. Ist die Anzahl an Teilnehmerinnen und Teilnehmern größer, wird geraten, weitere Gruppenleiterinnen und -leiter einzubeziehen. Mit einigen Modifikationen lässt sich das Programm auch in der Einzelbehandlung ängstlicher Kinder einsetzen. Die Eltern werden über vier Elternabende einbezogen, deren Aufbau im Gruppenleitermanual beschrieben wird und für die Materialien vorbereitet sind. – Gruppendiskussionen – Einzel- und Paararbeiten – Rollenspiele – Entspannungsübungen – Hausaufgaben – Belohnungssystem
Beschreibung der Materialien	Als Programmmaterialien liegen ein Gruppenleitermanual und ein Arbeitsbuch für die Kinder vor. Das Gruppenleiterbuch beinhaltet eine allgemeine Einführung zu dem Programm sowie die Darstellung der einzelnen Sitzungen. Zu jeder Sitzung werden Ziele, Tagesordnung, Materialien und Hauptziele vorweggestellt und es folgt die genaue Anleitung zu der Umsetzung der Sitzungsinhalte sowie die Folien und Hausaufgabenblätter. Die Arbeitsblätter für die Kinder so-

Steckbrief 9

	wie weitere Materialien zur Sitzungsgestaltung befinden sich im Arbeitsheft. Zusätzlich befinden sich im Gruppenleitermanual Leitfäden sowie Materialien für vier Elternsitzungen.
Dauer der Durchführung	Das Programm umfasst zehn Sitzungen, wobei jede Sitzung 45–60 Minuten dauert. Die Sitzungen sollten einmal wöchentlich stattfinden. Zwei Auffrischungssitzungen werden jeweils im Abstand von einem Monat durchgeführt.
Qualifikation der Autorinnen/Autoren	Dr. Paula Barrett, Hayley Webster und Cynthia Turner arbeiten an der Griffith Universität, Queensland (Australien). Die deutsche Fassung wurde von Dr. Cecilia Essau, die zahlreiche Forschungsprojekte auf dem Gebiet der klinischen Kinder- und Jugendpsychologie leitet, und Dipl.-Psych. Judith Conradt, Dolmetscherin und wissenschaftliche Mitarbeiterin an der Westfälischen Wilhelms-Universität Münster, erstellt.
Kosten des Angebots	Manual für Gruppenleiterinnen und -leiter: 33,00 Euro; Arbeitsheft für Kinder: 14,90 Euro

Qualifikation der Durchführenden

Fachliche und berufliche Voraussetzungen	Folgende Personengruppen werden als geeignete Gruppenleiter genannt: – Schulberaterinnen und -berater – Lehrerinnen und Lehrer – Fachkräfte aus den Bereichen Psychiatrie, Psychologie, Sozialarbeit, Beschäftigungstherapie – Andere Fachleute des Gesundheitswesens
Angebot von Schulungen	Es wird ein Gruppenleitertraining empfohlen. Unter folgender Kontaktadresse können Informationen angefordert werden: Dr. Cecilia A. Essau oder Dipl.-Psych. Judith Conradt Psychologisches Institut 1 Universität Münster Fliednerstraße 21 48149 Münster Tel.: 0251-8334152

	Fax: 0251-8331331
	www.psy.uni-muenster.de/institut1/lehrer/essau/
	homepage.htm

Erfolgskontrolle und Wirksamkeit	
Evaluationsstudien	Wirksamkeitsnachweise für das Programm liegen aus australischen Studien vor. Für die deutsche Version des Programms wurde bisher eine Pilotstudie (Prä-Posttest-Design) mit Grundschülerinnen und -schülern durchgeführt.
Wirksamkeit auf Lebenskompetenz und andere Schutzfaktoren	Die Schülerinnen und Schüler, die am Training teilnahmen, verbesserten ihre soziale Kompetenz. Evidenzgrad C
Wirksamkeit auf Zielverhalten	Die Ergebnisse der Pilotstudie zeigten eine Verminderung von Angstsymptomen (soziale Phobie, Zwangssymptome, generalisierte Angststörung) (Evidenzgrad C). Die Erfahrungen in Australien sind beeindruckend: 68 % der Freunde-Teilnehmenden blieben symptomfrei im Vergleich zu 6 % der Vergleichsgruppe (Evidenzgrad A).
Akzeptanz und Durchführbarkeit	Fast alle Kinder beurteilten das Programm mit „gut" und „sehr gut". Das Programm erwies sich auch im deutschen Sprachraum als gut durchführbar.
Stolpersteine und Fallstricke	–

Weiterführende Literatur

http://www.friendsinfo.net/

Lowry-Webster, H. M., Barrett, P. M. (2001): A universal prevention trial of anxiety and depressive disorders in childhood: Preliminary data from an Australian Study, Behaviour Change, 18, 36–50.

Shortt, A., Barrett, P., Fox, T. (2001): Evaluating the FRIENDS program: A cognitive-behavioral group treatment for anxious children and their parents. Journal of Clinical Child Psychology, 30, 523–533.

Steckbrief 9

Steckbrief 10: LARS&LISA

Autorinnen/Autoren, Titel	Pössel, P., Horn, A. B., Seemann, S., Hautzinger, M.: Trainingsprogramm zur Prävention von Depressionen bei Jugendlichen – LARS&LISA: Lust an realistischer Sicht und Leichtigkeit im sozialen Alltag
Verlag	Hogrefe Verlag, Göttingen
Erscheinungsjahr	2004
ISBN	3-8017-1800-X
Zielgruppe	Jugendliche im Alter zwischen 12 und 16 Jahren
Zielverhalten	Prävention von Depression
Setting	Schule, Beratungsstelle, Jugendzentrum, Heim, Tagesklinik
Beschreibung des Angebots	
Inhalte und Methodik	
• Trainierte Lebens- kompetenzen nach WHO-Definition	
Selbstwahrnehmung	×
Empathie	
Kreatives Denken	
Kritisches Denken	
Entscheidungen treffen	
Problemlösungsfertigkeit	
Effektive Kommunikations- strategien	×
Interpersonale Beziehungs- fertigkeit	×
Gefühlsbewältigung	×
Stressbewältigung	
• Problemspezifische Inhalte	In Anlehnung an das multifaktorielle Depres- sionsmodell beinhaltet das Programm kognitive und soziale Trainingsanteile: Es werden die Zu- sammenhänge zwischen Kognition, Verhalten und Emotion erarbeitet („Magische Spirale"), dysfunktionale automatische Gedanken („Run- terzieher") werden identifiziert und durch funk-

	tionale („Aufbauer") ersetzt. Durch das Training von selbstsicherem Verhalten und Kontaktfähigkeit werden neue Reaktionsalternativen auf soziale Stimuli aufgebaut.
• Theoretischer Hintergrund	Modell der sozialen Informationsverarbeitung von Dodge
• Didaktik	Die Durchführung sollte in Gruppen von zwölf bis 16 Jugendlichen mit zwei Trainerinnen bzw. Trainern erfolgen. Bei kleineren Gruppen (bis acht Teilnehmerinnen und Teilnehmer) reicht ein Trainer bzw. eine Trainerin aus. Die Durchführung in geschlechtshomogenen Gruppen hat sich als vorteilhaft erwiesen. – Wissensvermittlung – Wissenstests – Rollenspiele – Feedback zum Einhalten der Verhaltensregeln – Auflockerungsspiele/„Muntermacher" – Gruppenarbeit – Stillarbeit/Bearbeitung von Arbeitsblättern
Beschreibung der Materialien	Das Trainingsmanual enthält Informationen zum theoretischen Hintergrund von Depression im Jugendalter, eine Einführung in die praktische Arbeit mit dem Manual sowie die Darstellung der einzelnen Trainingsstunden. Zu jeder Trainingsstunde wird zunächst auf einer Seite ein kurzer Überblick gegeben, der eine Materialliste, die Ziele der Stunde sowie eine Kurzzusammenfassung der Stundeninhalte umfasst. Zeitliche Vorgaben für die einzelnen Unterrichtseinheiten werden als ungefähre Richtlinien vorgegeben. Im Anschluss an diesen Überblick wird das Vorgehen bei der praktischen Umsetzung der Inhalte beschrieben. Die Folien und Arbeitsblätter befinden sich auf einer beiliegenden CD-ROM.
Dauer der Durchführung	Zehn Doppelstunden mit jeweils einer Doppelstunde pro Woche; durch Erhöhung der Stundenfrequenz ist eine Verkürzung der Durchführungszeit denkbar.

Qualifikation der Autorinnen/Autoren	Das Programm wurde in der Abteilung Klinische und Physiologische Psychologie der Eberhard-Karls-Universität Tübingen mit finanziellen Mitteln der Deutschen Forschungsgemeinschaft (DFG) entwickelt.
Kosten des Angebots	Trainingsmanual (inkl. CD-ROM): 39,95 Euro

Qualifikation der Durchführenden

Fachliche und berufliche Voraussetzungen	Fachkräfte aus den Bereichen Psychologie/Psychotherapie, Sozialpädagogik/Pädagogik mit entsprechenden Erfahrungen im Umgang mit Jugendlichen und Vorkenntnissen in kognitiv-verhaltenstherapeutischen Grundlagen und sozialen Kompetenztrainings
Angebot von Schulungen	–

Erfolgskontrolle und Wirksamkeit

Evaluationsstudien	Es wurden bisher zwei quasi-experimentelle Interventionsstudien mit Kontrollgruppendesign im schulischen Setting zu dem Programm durchgeführt: An der ersten Studie bestand die Stichprobe aus Realschülerinnen und -schülern der 8. Klasse im Raum Tübingen. An der zweiten Evaluationsstudie beteiligten sich Schülerinnen und Schüler von Gymnasien und Realschulen aus dem zentralen Stadtgebiet Bremens.
Wirksamkeit auf Lebenskompetenz und andere Schutzfaktoren	Das Selbstwertgefühl konnte positiv beeinflusst werden.
Wirksamkeit auf Zielverhalten	Der Anstieg der Depressivität konnte in der Trainingsgruppe für vor dem Programm klinisch unauffällige Jugendliche verhindert werden (bis zu sechs Monate nach der ersten Messung). Bei subklinisch auffälligen Jugendlichen in der Interventionsbedingung fällt die Depressivität im Vergleich zur Kontrollgruppe von der Prätesterhebung bis zum 6-Monats-Follow-up ab. Besonders diejenigen Schülerinnen und Schüler mit niedriger Selbstwirksamkeitserwartung können von dem Programm profitieren. Bei jünge-

	ren Jugendlichen konnte kein Effekt festgestellt werden. Weiterhin konnte auch aggressives Verhalten verringert werden. Evidenzgrad A
Akzeptanz und Durchführbarkeit	Sowohl der kognitive als auch der soziale Trainingsteil wurde von den Schülerinnen und Schülern insgesamt als „gut" bewertet. 67,6 % schätzten ein, vom kognitiven Teil etwas für den Alltag gelernt zu haben und 60,9 % vom sozialen Teil.
Stolpersteine und Fallstricke	–

Weiterführende Literatur

Groen, G., Pössel, P., Al-Wiswasi, S., Petermann, F. (2003): Universelle, schulbasierte Prävention der Depression im Jugendalter: Ergebnisse einer Follow-up-Studie. Kindheit und Entwicklung, 12 (3), 164–174.

Pössel, P., Horn, A., Hautzinger, M. (2003): Erste Ergebnisse eines Präventionsprogramms zur schulbasierten Prävention von depressiven Symptomen bei Jugendlichen. Zeitschrift für Gesundheitspsychologie, 11 (1), 10–20.

Pössel, P., Horn, A. B., Hautzinger, M., Groen, G. (2004): School-based universal primary prevention of depressive symptoms in adolescents: Results of a 6-month follow-up. Journal of the American Academy of Child and Adolescent Psychiatry, 43, 1003–1010.

Pössel, P., Baldus, Ch., Horn, A. B., Groen, G., Hautzinger, M. (in press): Influence of general self-efficacy on the effects of a school-based universal primary prevention program of depressive symptoms in adolescents. Journal of Child Psychology and Psychiatry.

Steckbrief 10

Steckbrief 11: Gesundheit und Optimismus (GO)

Autorinnen/Autoren, Titel	Junge, J., Neumer, S., Manz, R., Margraf, J.: Gesundheit und Optimismus (GO). Ein Trainingsprogramm für Jugendliche
Verlag	PVU/Beltz Verlag, Weinheim
Erscheinungsjahr	2002
ISBN	3-621-27499-5
Zielgruppe	Jugendliche im Alter zwischen 14 und 18 Jahren; ausgerichtet ist das Programm für gesunde Jugendliche oder besondere Risikogruppen, die bereits Auffälligkeiten in Form von spezifischen Ängsten, wiederholten Verstimmungen o. Ä. zeigen.
Zielverhalten	Prävention von Ängsten und Depression
Setting	Schule, Nachhilfeeinrichtungen, sozialpädagogische und klinische Einrichtungen
Beschreibung des Angebots	
Inhalte und Methodik	
• Trainierte Lebenskompetenzen nach WHO-Definition	
Selbstwahrnehmung	×
Empathie	×
Kreatives Denken	×
Kritisches Denken	
Entscheidungen treffen	
Problemlösungsfertigkeit	×
Effektive Kommunikationsstrategien	×
Interpersonale Beziehungsfertigkeit	×
Gefühlsbewältigung	×
Stressbewältigung	×
• Problemspezifische Inhalte	Die problemspezifischen Inhalte betreffen die Wissensvermittlung und Aufklärung über Angst, Stress und Depression. Die Jugendlichen werden über die Grundlagen von Stress und Angst infor-

	miert. Ihnen wird das Vierkomponentenmodell erläutert, und der typische Zeitverlauf von Stress- und Angstreaktionen wird besprochen. Über die Bedeutung von Fehlinterpretationen bzw. Fehleinschätzungen von Gefahr sowie über typische Aufschaukelungsprozesse wird aufgeklärt. Darüber hinaus wird die Rolle von Vermeidungsverhalten thematisiert. Bei den Einheiten zur Depression werden unangemessene negative Überzeugungen identifiziert und bewertet und gegebenenfalls durch realitätsadäquatere Alternativen ersetzt. Als verhaltensorientierte Komponenten beinhaltet das Programm den Aufbau und das Training von Bewältigungsstrategien für Angst und depressive Gefühle (u. a. Selbstkonfrontationsübungen, Aktivitätenaufbau, Training sozialer Kompetenzen).

• Theoretischer Hintergrund	– Diathese-Stress-Modell
	– Störungsmodelle für Angststörungen
	  • das psychophysiologische Modell der Panikstörung nach Ehlers und Margraf (1989)
	  • das kognitive Modell der sozialen Phobie von Clark und Wells (1995)
	– Störungsmodelle für Depression
	  • Dysfunktionale Kognitionen nach Beck (1976)
	  • Theorie der erlernten Hilflosigkeit nach Seligman (1974)
	  • Verhaltenstheoretischer Ansatz nach Lewinsohn (1974)
	– Aus diesen Störungstheorien wird ein integratives kognitiv-behaviorales Modell abgeleitet – das „Vierkomponentenmodell"

• Didaktik	Das Programm sollte mit einer Gruppe von acht bis zwölf Jugendlichen durchgeführt werden. Bei größeren Gruppen sollte eine zweite Moderatorin bzw. ein zweiter Moderator teilnehmen. Auf eine Homogenität der Gruppe im Hinblick auf Bildungsstand, Ausgangsniveau psychopatholo-

Steckbrief 11

	gische Beschwerden oder ernst zu nehmende körperliche Erkrankungen bzw. Geschlecht sollte geachtet werden. – Wissensvermittlung – Wissensquiz – Gruppendiskussion – Kleingruppenarbeiten – Rollenspiele – Stressbox – Selbsterfahrungsübungen – Hausaufgaben – Arbeitsblätter
Beschreibung der Materialien	Das Programm liegt in Buchform vor. Das Buch beginnt mit einem Theorieteil (Kapitel 1–5), der Hintergrundinformationen zu Angststörungen und depressiven Störungen im Jugend- und jungen Erwachsenenalter, zu Präventionsansätzen sowie zur Evaluation und der Programmumsetzung von GO bietet. Im zweiten Teil des Buches (Kapitel 6–13) werden die einzelnen Sitzungen in ihrem Ablauf beschrieben. Zu jeder Programmeinheit wird zunächst auf einer Seite ein Überblick gegeben, der eine Kurzzusammenfassung der Stundeninhalte inklusive Zeitvorgaben sowie eine Aufstellung der benötigten Materialien umfasst. Im Anschluss an diesen Überblick wird jede Programmeinheit ausführlich vorgestellt. Vorlagen für Folien und Arbeitsblätter befinden sich im Buch.
Dauer der Durchführung	Die acht Unterrichtseinheiten werden in zwei Schulstunden (90 Minuten) pro Woche über den Zeitraum von acht Wochen durchgeführt.
Qualifikation der Autorinnen/Autoren	Das Programm wurde innerhalb des BMBF-Forschungsprojektes „Prävention psychischer Störungen. Prävention von Angst und Depression bei Jugendlichen" an der Technischen Universität Dresden in Zusammenarbeit mit dem Forschungsverbund Public Health Sachsen entwickelt.
Kosten des Angebots	Programmmanual: 34,90 Euro

Qualifikation der Durchführenden	
Fachliche und berufliche Voraussetzungen	Personen mit Vorerfahrungen im psychologi-schen/pädagogischen Bereich und in der Arbeit mit Gruppen. Als Moderatorinnen/Moderatoren eignen sich: – Psychologinnen/Psychologen – Sozialpädagoginnen/-pädagogen – Erzieherinnen/Erzieher – Eltern
Angebot von Schulungen	Ja Kontaktadresse: Dr. Juliane Junge, Dipl.-Psych. Technische Universität Dresden Klinische Psychologie und Psychotherapie Chemnitzer Str. 46 01187 Dresden E-Mail: jjunge@rcs.urz.tu-dresden.de

Erfolgskontrolle und Wirksamkeit	
Evaluationsstudien	Die Wirksamkeit des Programms wurde in einer quasi-experimentellen Interventionsstudie mit Kontrollgruppendesign und Messwiederholung (Follow-up nach sechs und 15 Monaten) geprüft. Die unselektierte Stichprobe bestand aus Dres-dener Gymnasiastinnen und Gymnasiasten der 9. und 10. Jahrgangsstufen.
Wirksamkeit auf Lebens-kompetenz oder andere Schutzfaktoren	Eine positive Förderung der allgemeinen Selbst-wirksamkeit ergab sich durch die Intervention auf die Untergruppe der Jungen.
Wirksamkeit auf Zielverhalten	Die Intervention wirkte langfristig stabil psycho-edukativ (Wissenszuwachs über psychologische Aspekte von Stress, Angst, Depression u. Ä.). Eine Reduktion bzw. ein verminderter Anstieg von Symptomen von Angst und Depression durch die Teilnahme am Programm konnte im Untersuchungszeitraum nicht festgestellt wer-den. Bezüglich der Veränderung von Risikofak-toren für die zukünftige Entwicklung ängstlich-depressiver Symptomatik konnten für die Ge-

Steckbrief 11

	samtgruppe positive Programmeffekte in den Bereichen dysfunktionale Kognitionen, Vermeidungsverhalten sowie bei den Jungen ein Rückgang sozialer Probleme nachgewiesen werden. Es handelte sich hierbei zumeist um kleine Effekte, die in der Regel langfristig, das heißt bis zum 15-Monats-Follow-up, nicht stabil waren. Evidenzgrad A
Akzeptanz und Durchführbarkeit	Die Mehrheit der Schülerinnen und Schüler bewertete das Programm mit „gut" (49 %) oder „sehr gut" (37,2 %). Mehr als die Hälfte (51,2 %) schätzte den persönlichen Nutzen durch das Programm als „groß" oder „sehr groß" ein.
Stolpersteine und Fallstricke	–

Weiterführende Literatur

Junge, J. (2003): Primäre Prävention von Angst und Depression bei Jugendlichen: Entwicklung und Evaluation des Programms GO! – „Gesundheit und Optimismus", Institut für Klinische Psychologie und Psychotherapie. Technische Universität, Dresden.

Manz, R., Junge, J., Margraf, J. (2001): Prävention von Angst und Depression bei Jugendlichen – Ergebnisse einer Follow-up-Untersuchung nach 6 Monaten. Zeitschrift für Gesundheitspsychologie, 9 (4), 168–179.

Steckbrief 12: Faustlos

Autorinnen/Autoren, Titel	• Cierpka, M., unter Mitarbeit von Schick, A., Ott, I., Egloff, G.: Faustlos. Ein Curriculum zur Prävention von aggressivem und gewaltbereitem Verhalten für den Kindergarten. • Cierpka, M., mit Ott, I., Schick, A.: Faustlos. Ein Curriculum zur Prävention von aggressivem und gewaltbereitem Verhalten bei Kindern (Klasse 1–3).
Kontaktadresse	Heidelberger Präventionszentrum Keplerstraße 1 69120 Heidelberg Telefon: 06221-914422 E-Mail: info@faustlos.de Internet: www.faustlos.de
Erscheinungsjahr	1999/2002
Zielgruppe	Kindergartenkinder; Grundschülerinnen und Grundschüler der Klasse 1–3.
Zielverhalten	Impulsives und aggressives Verhalten
Setting	Kindergarten; Grundschule

Beschreibung des Angebots

Inhalte und Methodik		
• Trainierte Lebens- kompetenzen nach WHO-Definition	Kindergarten	Grundschule
Selbstwahrnehmung	×	×
Empathie	×	×
Kreatives Denken	×	×
Kritisches Denken	×	×
Entscheidungen treffen		×
Problemlösungsfertigkeit	×	×
Effektive Kommunikations- strategien	×	×
Interpersonale Beziehungs- fertigkeit	×	×
Gefühlsbewältigung	×	×
Stressbewältigung		

• Problemspezifische Inhalte	Die „Faustlos"-Lektionen sind jeweils einem von drei Inhaltsbereichen zugeordnet: Empathie, Impulskontrolle sowie Umgang mit Ärger und Wut.
• Theoretischer Hintergrund	– Modell des sozialen Informationsaustauschs (Crick und Dodge 1994)
• Didaktik	– Gruppengespräche – Rollenspiele – Fotos – Brainstorming – Aufgaben für den Alltag
Beschreibung der Materialien	Es wurden eine Curriculumsversion für den Kindergarten und eine für die Grundschule entwickelt. Für diese beiden Altersgruppen liegen entwicklungsangemessene Materialien vor: – Materialien für den Kindergarten: Das Kindergartenset besteht aus einem Anweisungsheft, in dem die einzelnen Lektionen beschrieben werden, einem Handbuch für Erzieherinnen und Erzieher, das über den theoretischen Hintergrund des Programms sowie die Durchführung informiert sowie Fotokartons, die zur Vermittlung eingesetzt werden. Zu den Materialien für Kindergärten gehören zwei Handpuppen (Hund „Wilder Willi" und Schnecke „Ruhiger Schneck"), die in einigen Lektionen zur Vermittlung der Lerninhalte eingesetzt werden. – Der Materialienkoffer für die Grundschule umfasst ein Handbuch zum theoretischen Hintergrund sowie Informationen zu Anwendungen des Curriculums, ein Anweisungsheft mit ausgearbeiteten Lektionen sowie 51 Fotofolien, anhand derer die jeweiligen Lernziele erarbeitet werden.
Dauer der Durchführung	Das Kindergartencurriculum besteht aus 28 Lektionen. Das Grundschulcurriculum umfasst 51 Lektionen, wobei pro Woche eine Lektion unterrichtet wird. Der „Faustlos"-Unterricht beginnt mit der ersten Klasse und wird bis zur dritten Klasse fortgeführt. Die Lektionen bauen aufeinander auf.

6. Kommentierte Übersicht über die Programme

Qualifikation der Autorinnen/Autoren	Bei „Faustlos" handelt es sich um die deutschsprachige Version des vom Committee for Children entwickelten und evaluierten Curriculums „Second Step" (Beland 1988). Das Curriculum wurde von Prof. Dr. med. Manfred Cierpka und seinen Mitarbeiterinnen und Mitarbeitern übersetzt und für den deutschsprachigen Kulturraum angepasst.
Kosten des Angebots	– Die Kosten für die Fortbildung: 105 Euro pro teilnehmender Person (bei Gruppenanmeldung wird ein Pauschalbetrag erhoben). – Das Materialienset für den Kindergarten kann nur nach Teilnahme an der Fortbildung über das Heidelberger Präventionszentrum zu einem Preis von 300 Euro bezogen werden. – Die Materialien für die Grundschule sind im Hogrefe Verlag veröffentlicht und können dort für den Preis von 498 Euro bezogen werden. Bei Teilnahme an der Fortbildungsveranstaltung können sie auch zu einem um 10 % reduzierten Preis am Heidelberger Präventionszentrum erworben werden.

Qualifikation der Durchführenden

Fachliche und berufliche Voraussetzungen	Eintägige Fortbildungsveranstaltung für Erzieherinnen und Erzieher bzw. Lehrerinnen und Lehrer
Angebot von Schulungen	Die eintägigen Fortbildungen werden von erfahrenen und speziell geschulten Mitarbeiterinnen und Mitarbeitern des Heidelberger Präventionszentrums durchgeführt und organisiert. Die Fortbildungsseminare werden bundesweit (auch in Österreich und der Schweiz) angeboten.

Erfolgskontrolle und Wirksamkeit

Evaluationsstudien	In einer einjährigen Pilotphase (1996/97) wurde das deutsche „Faustlos"-Curriculum für die Grundschule erstmalig erprobt und entsprechend den Ergebnissen überarbeitet. Die Wirksamkeit dieses aktuellen „Faustlos"-Curriculums wurde

Steckbrief 12

	daraufhin in einer dreijährigen Interventionsstudie mit Kontrollgruppendesign und Messwiederholung an Grundschulen untersucht. Die Datenerhebung hierzu erfolgte bei den Eltern, Lehrkräften sowie Grundschülerinnen und Grundschülern. In einer weiteren Untersuchung mit Prä-Post-Kontrollgruppendesign (2003/04) wurde die Effektivität des „Faustlos"-Curriculums für Kindergärten überprüft. Die Daten wurden durch Interviews mit den Kindern, Fragebogen bei den Eltern und Erzieherinnen bzw. Erziehern und durch Verhaltensbeobachtungen durch trainierte Beobachterinnen und Beobachter erfasst.
Wirksamkeit auf Lebenskompetenz und andere Schutzfaktoren	Bei der Wirksamkeitsüberprüfung des „Faustlos"-Curriculums für die Grundschule zeigte die Auswertung der Schülerinterviews keine Interventionseffekte auf die Empathie, das Selbstwertgefühl, die Selbstsicherheit im Verhalten sowie die Akzeptanz durch die Peers. Bei der Überprüfung des „Faustlos"-Curriculums für den Kindergarten ergab die Auswertung der Kinderinterviews, dass die Interventionskinder gegenüber den Kontrollkindern im Anschluss an das Programm Gefühle anderer Menschen differenzierter beschreiben und besser identifizieren konnten, sowie mehr Lösungsmöglichkeiten für zwischenmenschliche Probleme entwickelten. Sie gaben an, in verschiedenen Konfliktsituationen häufiger sozial kompetent zu reagieren, antizipierten mehr negative Konsequenzen aggressiven Verhaltens und verfügten über ein größeres Repertoire an Beruhigungstechniken.
Wirksamkeit auf Zielverhalten	– Grundschule: Die Interviews mit Schülerinnen und Schülern ergaben eine signifikante Reduktion der Ängstlichkeit (Kontrollängste) bei den Programmteilnehmerinnen und -teilnehmern gegenüber den Kontrollschülerinnen und -schülern. Aggressives Verhalten nahm unabhängig von der Interventionsbedingung über die betrachteten Messzeitpunkte ab. Nach Ein-

	schätzung der Eltern wurde durch die Intervention bei den Kindern das Ausmaß an Angst/ Depressivität und Internalisierungsstörungen reduziert. Geschlechtsspezifische Analysen auf der Basis der Elternauskünfte zeigten positive Interventionseffekte nur für die Mädchen hinsichtlich Externalisierungsstörungen, der Fähigkeit zur Perspektivenübernahme und hinsichtlich des Einhaltens sozialer Regeln. Demgegenüber konnte bei den Jungen durch die Programmteilnahme das Selbstbehauptungsvermögen gesteigert werden. Das Klassenklima wurde nach Einschätzung der Lehrkräfte durch „Faustlos" nicht beeinflusst. – Kindergarten: Während die Befragung der Kindergarteneltern ergab, dass diese keine Auswirkungen des Curriculums auf das Verhalten ihrer Kinder beobachten konnten, konnten die Erzieherinnen und Erzieher sowie die Beobachterinnen und Beobachter einige Verhaltensänderungen bei den Interventionskindern gegenüber den Kontrollkindern feststellen. Die Erzieherinnen gaben an, dass die Kinder nach der Programmdurchführung häufiger mit anderen Kindern verhandeln würden, mehr konstruktive Vorschläge machen würden und sich beim Spielen häufiger abwechseln würden. Die Verhaltensbeobachtung ergab eine Reduktion verbaler Aggression bei den „Faustlos"-Kindern. Evidenzgrad A
Akzeptanz und Durchführbarkeit	Sowohl den Lehrkräften als auch den Schülerinnen und Schülern gefiel das „Faustlos"-Curriculum für die Grundschule „gut" bis „sehr gut". Die Erzieherinnen und Erzieher, die das Curriculum im Kindergarten durchgeführt hatten, antworteten auf die Frage, wie gut ihnen und wie gut den Kindern das „Faustlos"-Curriculum gefiel, durchschnittlich mit „eher gut". 77 % der befragten Lehrerinnen und Lehrer und 100 % der

Steckbrief 12

	befragten Kindergärtnerinnen und Erzieher würden das Curriculum für die Grundschule bzw. für den Kindergarten weiterempfehlen.
Stolpersteine und Fallstricke	–

Weiterführende Literatur

Beland, K. (1988): Second Step. A violence-prevention curriculum. Grades 1–3. Committee for Children, Seattle.

Cierpka, M. (2003): Gewaltprävention durch Förderung sozialemotionaler Kompetenzen – Das Projekt FAUSTLOS. Forum Public Health, 11 (39), 11–12.

Cierpka, M. (2003): Sozialemotionales Lernen mit FAUSTLOS. Psychotherapeut, 48, 247–254.

Schick, A., Cierpka, M. (2003): Faustlos Evaluation eines Curriculums zur Förderung sozial-emotionaler Kompetenzen und zur Gewaltprävention in der Grundschule. Kindheit und Entwicklung, 12 (2), 100–110.

Schick, A., Cierpka, M. (2003): FAUSTLOS – Aufbau und Evaluation eines Curriculums zur Förderung sozialer und emotionaler Kompetenzen in der Grundschule. In: Dörr, M., Göppel, R. (Hrsg.): Bildung der Gefühle. Innovation? Illusion? Intrusion? Psychosozial-Verlag, Gießen, 146–162.

Schick, A., Cierpka, M. (2004): Evaluation des Faustlos-Curriculums für den Kindergarten. Landesstiftung Baden-Württemberg, Stuttgart.

Schick, A., Cierpka, M. (2004): FAUSTLOS – Ein Gewaltpräventions-Curriculum für Grundschulen und Kindergärten. In: Melzer, W., Schwind, H -D. (Hrsg.): Gewaltprävention in der Schule. Nomos Verlag, Baden-Baden, 54–66.

Schick, A., Ott, I. (2002): Gewaltprävention an Schulen – Ansätze und Ergebnisse. Praxis der Kinderpsychologie und Kinderpsychiatrie, 51, 766–791.

Steckbrief 13: Verhaltenstraining für Schulanfänger

Autorinnen/Autoren, Titel	Petermann, F., Gerken, N., Natzke, H., Walter, H.-J.: Verhaltenstraining für Schulanfänger
Verlag	Verlag Ferdinand Schöningh, Paderborn
Erscheinungsjahr	2002
ISBN	3-506-98510-8
Zielgruppe	Schülerinnen und Schüler der 1. und 2. Grundschulklasse
Zielverhalten	Prävention von aggressiven und hyperkinetischen Verhaltensproblemen
Setting	Schulklasse oder auch kleinere Kindergruppen wie Arbeits- und Hortgruppe
Beschreibung des Angebots	
Inhalte und Methodik	
• Trainierte Lebenskompetenzen nach WHO-Definition	
Selbstwahrnehmung	✕
Empathie	✕
Kreatives Denken	✕
Kritisches Denken	✕
Entscheidungen treffen	✕
Problemlösungsfertigkeit	✕
Effektive Kommunikationsstrategien	✕
Interpersonale Beziehungsfertigkeit	✕
Gefühlsbewältigung	✕
Stressbewältigung	
• Problemspezifische Inhalte	Es werden Selbstinstruktionen zur Aufmerksamkeitsfokussierung auf auditive und visuelle Reize eingeübt, ferner wird die Selbst- und Fremdwahrnehmung von Emotionen trainiert und das Hilfeverhalten gesteigert. Die Differenzierung von sozial angemessenem und unangemessenem Verhalten sowie die Antizipation der jeweiligen Konsequenzen wird bei den Schülerinnen und

	Schülern geschult. Anhand von Rollenspielen wird angemessenes Verhalten in verschiedenen sozialen Situationen eingeübt.
• Theoretischer Hintergrund	Soziale Lerntheorie
• Didaktik	– Aufbau der Übungen als „Schatzsucheraufgaben", zur Motivation und kindgerechten Darstellung – Handpuppe „Ferdi" als Identifikationsfigur mit Vorbildcharakter – Rollenspiele – Hausaufgaben – Lerntheoretisch fundierte Trainingselemente (Verstärkerplan, Vertrag)
Beschreibung der Materialien	Das Trainingspaket umfasst ein Trainingshandbuch, eine CD sowie ein Arbeitsheft für Schülerinnen und Schüler. Das Trainingshandbuch enthält einen theoretischen Teil mit Hintergrundinformationen zum Training sowie eine Darstellung der einzelnen Trainingssitzungen. Jede Trainingsstunde wird in ihrem Ablauf und ihrer inhaltlichen Gestaltung vorgestellt. Dem Handbuch liegt eine CD mit Hörspielen und einem Lied bei. Im Arbeitsheft „Auf Schatzsuche" sind die Bildmaterialien zu den einzelnen Trainingseinheiten enthalten. Die Handpuppe „Ferdi", die als Identifikationsfigur die Durchführung des Trainings begleitet, kann bestellt oder selbst gebastelt werden.
Dauer der Durchführung	Das Training besteht aus 26 Sitzungen mit jeweils zwei Trainingsstunden zu je 45 Minuten pro Woche. Das Training kann innerhalb eines Schulhalbjahres abgeschlossen werden.
Qualifikation der Autorinnen/Autoren	Das Training entstand im Rahmen eines Forschungsprojekts am Zentrum für Klinische Psychologie und Rehabilitation der Universität Bremen.
Kosten des Angebots	Handbuch für Lehrerinnen und Lehrer (inkl. CD): 28,90 Euro Arbeitsheft für Schülerinnen/Schüler: 6,60 Euro

Qualifikation der Durchführenden	
Fachliche und berufliche Voraussetzungen	Klassenlehrerinnen und -lehrer
Angebot von Schulungen	Im Rahmen der Bremer Kinderverhaltenstherapietage (Informationen: Zentrum für Klinische Psychologie und Rehabilitation der Universität Bremen, Grazer Straße 2, 28359 Bremen)
Erfolgskontrolle und Wirksamkeit	
Evaluationsstudien	Es wurde eine Evaluationsstudie mit Prädesign, Postdesign und Follow-up-Erhebung nach sechs Monaten durchgeführt. Die Wartegruppe fungierte als Kontrollgruppe. Die Lehrerinnen und Lehrer schätzten anhand standardisierter Fragebogen das Verhalten der Schülerinnen und Schüler ein.
Wirksamkeit auf Lebenskompetenz und andere Schutzfaktoren	Sozialkognitive und sozialemotionale Fertigkeiten sowie das Sozialverhalten konnten durch das Training gesteigert werden.
Wirksamkeit auf Zielverhalten	Internalisierendes Verhalten (sozialer Rückzug, körperliche Beschwerden, Angst, Depression), externalisierendes Verhalten (Aggressivität, Delinquenz) sowie unaufmerksames Verhalten nahmen bei den Experimentalschülerinnen und -schülern ab. Evidenzgrad E
Akzeptanz und Durchführbarkeit	Das Training wird von den Klassenlehrerinnen und -lehrern positiv beurteilt.
Stolpersteine und Fallstricke	–

Weiterführende Literatur

Gerken, N., Natzke, H., Petermann, F., Walter, H.-J. (2002): Verhaltenstraining für Schulanfänger: Ein Programm zur Primärprävention von aggressivem und unaufmerksamem Verhalten. Kindheit und Entwicklung, 11 (2), 119–128.

Steckbrief 13

Steckbrief 14: Komm, wir finden eine Lösung

Autorinnen/Autoren, Titel	Zwenger-Balink, B.: Komm, wir finden eine Lösung!	
Verlag	Ernst Reinhardt Verlag, München	
Erscheinungsjahr	2004	
ISBN	3-497-01727-2	
Zielgruppe	Grundschülerinnen und Grundschüler der Klasse 1 bis 4	
Zielverhalten	Gewaltprävention	
Setting	Schule	
Beschreibung des Angebots		
Inhalte und Methodik		
• Trainierte Lebens- kompetenzen nach WHO-Definition	1./2. Klasse	3./4. Klasse
Selbstwahrnehmung	×	×
Empathie	×	×
Kreatives Denken	×	×
Kritisches Denken		
Entscheidungen treffen		
Problemlösungsfertigkeit		
Effektive Kommunikations- strategien	×	×
Interpersonale Beziehungs- fertigkeit	×	×
Gefühlsbewältigung	×	
Stressbewältigung		
• Problemspezifische Inhalte	Übungen zur Wahrnehmung schulen die Aufmerksamkeit der Kinder. Es wird die so genannte „Friedensbrücke" eingeführt als eine strukturierte und schrittweise Streitschlichtungsstrategie in Krisen- und Streitsituationen.	
• Theoretischer Hintergrund	Lösungsorientierte Therapie nach De Shazer (1985), Berg und Miller (1993)	
• Didaktik	– Gruppenrollenspiele – Gruppenspiele – Paarübungen	

	– Handpuppen (in der 1. und 2. Klasse) – Gesprächskreise – Bei der Trainingseinheit zu Gefühlen und Wünschen werden geschlechtshomogene Gruppen gebildet. Die Eltern werden in der Vorbereitungs- und Auswertungsphase durch Elternabende in die Projektarbeit einbezogen und über den Ablauf und wichtige zentrale Inhalte informiert. Zum Abschluss des Trainings wird ein Eltern-Kind-Abend veranstaltet, an dem die Kinder die neu gelernten Inhalte vorstellen können.
Beschreibung der Materialien	Das Trainingsheft beinhaltet eine Einführung zu Projekt und Training und beschreibt die einzelnen Trainingseinheiten getrennt für die Klassen 1 bis 4. Für die Schülerinnen und Schüler gibt es ein Arbeitheft, das sich in allen Klassenstufen einsetzen lässt.
Dauer der Durchführung	Das gesamte Projekt – inklusive Vorbereitungsphase, Trainingsphase und Auswertungsphase – erstreckt sich über einen Zeitraum von zwei bis drei Monaten. Das Training selbst besteht aus vier Trainingseinheiten und findet innerhalb von vier bis sechs Wochen statt, wobei für die Umsetzung einer Trainingseinheit je zwei Schulstunden am Schulvormittag im einwöchigen oder zweiwöchigen Abstand einzuplanen sind.
Qualifikation der Autorin	Die Autorin ist Familientherapeutin mit Zusatzausbildung in Mediation und Kinder-Hypnotherapie. Sie hat jahrelange Erfahrung in der Beratungs- und Präventionsarbeit im Kinderschutz-Zentrum des Kinderschutz-Bundes München gewonnen. Das Training hat sie in Kooperation mit Kolleginnen und Kollegen für den Deutschen Kinderschutzbund e.V. entwickelt.
Kosten des Angebots	Trainingshandbuch: 19,90 Euro Arbeitsheft für Kinder (10er-Pack): 24,90 Euro Neben den Materialkosten fallen Kosten für Trainerinnen bzw. Trainer an. Der Kinderschutzbund berät und unterstützt die Schulen bei Fragen der

Steckbrief 14

	Finanzierung (KinderschutzBund München, Pettenkoferstraße 10 a, 80336 München, Tel.: 089-555356, E-Mail: KOMM@dksb-muc.de oder info@dksb-muc.de).
Qualifikation der Durchführenden	
Fachliche und berufliche Voraussetzungen	Die Durchführung erfolgt durch ein Trainerpaar (Frau und Mann). Die Trainerinnen und Trainer verfügen über mehrjährige Berufserfahrung, zusätzliche Erfahrung in der praktischen Kinderschutzarbeit und eine oder mehrere Zusatzausbildungen in Familien- oder Gesprächstherapie, in der systemischen Therapie, Mediation, Montessoripädagogik oder anderer Therapie- und Beratungsverfahren. Trainerinnen und Trainer sollten folgende Voraussetzungen mitbringen: – eine Ausbildung in Sozialpädagogik, Pädagogik oder Psychologie – Erfahrung in der Arbeit mit Kindern, zum Beispiel als Lehrerin und Lehrer – fundierte Kenntnisse über Gruppendynamik und Systemtheorie, lösungsorientierte Therapien und andere methodische Prinzipien – professionelle Zusatzausbildungen in den oben genannten Bereichen sind wünschenswert Die Lehrerinnen und Lehrer sind bei allen Trainingseinheiten (mit Ausnahme der dritten Sitzung) anwesend. Die Inhalte des Trainings sollen wenn möglich von den Lehrkräften im Schulalltag weitergeführt werden.
Angebot von Schulungen	–
Erfolgskontrolle und Wirksamkeit	
Evaluationsstudien	Eine erste einjährige Evaluationsstudie mit Prä-Postdesign ohne Kontrollgruppe wurde im Schuljahr 1999/2000 mit Grundschülerinnen und Grundschülern der 3. und 4. Schulklasse durchgeführt. Im Schuljahr 2001/02 und 2002/03 wurden zudem Interviews an 23 Schulen mit Lehrkräften sowie Schülerinnen und Schülern ge-

	führt. Eine neue Evaluationsstudie hat im Schuljahr 2004/05 begonnen.
Wirksamkeit auf Lebens-kompetenz und andere Schutzfaktoren	–
Wirksamkeit auf Zielverhalten	Nach dem Training gab es weniger Streit, die Kinder hörten einander besser zu, konnten bei Streitereien besser miteinander reden und sich einvernehmlich einigen. Evidenzgrad C
Akzeptanz und Durchführbarkeit	Lehrkräfte und Kinder beurteilen das Training positiv.
Stolpersteine und Fallstricke	–

Steckbrief 15: Sozialtraining in der Schule

Autorinnen/Autoren, Titel	Petermann, F., Jugert, G., Tänzer, U., Verbeek, D.: Sozialtraining in der Schule
Verlag	Verlagsgruppe Beltz, Weinheim
Erscheinungsjahr	1999 (2., überarbeitete Auflage)
ISBN	3-621-27444-8
Zielgruppe	Schülerinnen und Schüler der Grundschule (3. bis 4. Klasse) und Orientierungsstufe (5. bis 6. Klasse)
Zielverhalten	Prävention von Verhaltensstörungen wie Aggression, Angst, soziale Unsicherheit und hyperkinetisches Verhalten
Setting	Schule
Beschreibung des Angebots	
Inhalte und Methodik	
• Trainierte Lebenskompetenzen nach WHO-Definition	
Selbstwahrnehmung	×
Empathie	×
Kreatives Denken	×
Kritisches Denken	×
Entscheidungen treffen	×
Problemlösungsfertigkeit	×
Effektive Kommunikationsstrategien	×
Interpersonale Beziehungsfertigkeit	
Gefühlsbewältigung	×
Stressbewältigung	
• Problemspezifische Inhalte	Die Schülerinnen und Schüler üben, ihre Aufmerksamkeit zu fokussieren. Sie erlernen Selbstregulierungsfertigkeiten und werden im kooperativen Verhalten gefördert.
• Theoretischer Hintergrund	– Modell der sozialkognitiven Informationsverarbeitung von Dodge – Konzept der Selbstwirksamkeit

6. Kommentierte Übersicht über die Programme

• Didaktik	Das Training sollte von einem Trainerpaar durchgeführt werden. – Rollenspiele – Aufwärmspiele/Interaktionsspiele – Selbstbeobachtungsbogen – Stillarbeit – Entspannungsübungen
Beschreibung der Materialien	Das Manual für Lehrerinnen und Lehrer enthält Informationen zum theoretischen Hintergrund von sozial kompetentem und gestörtem Verhalten, zu Grundlagen und Zielen sowie Methoden und Bausteinen des Trainings und Anleitung zu den zehn Trainingssitzungen. Die Materialien zu den Trainingssitzungen liegen in drei verschiedenen Varianten vor, sodass dem Alter und den vorliegenden Verhaltensproblemen in der Klasse entsprochen werden kann. Das Training kann durch unterschiedliche Schwerpunktsetzungen modifiziert, akzentuiert oder verkürzt werden. Die Abfolge der Sitzungen sollte dabei jedoch eingehalten werden.
Dauer der Durchführung	Das Training in der Klasse umfasst eine Kennenlernsitzung sowie zehn Trainingssitzungen (zu je 90 Minuten). Die minimale Dauer des Trainings beträgt drei Monate. Je nach Zielgruppe und Schwerpunktsetzungen kann die Umsetzung des Trainings auch sechs bis acht Monate andauern.
Qualifikation der Autorinnen/Autoren	Das Programm wurde am Zentrum für Klinische Psychologie und Rehabilitation an der Universität Bremen entwickelt. Das therapeutisch ausgerichtete Training für aggressive Kinder hat die Grundlage für dieses Sozialtraining geliefert (Petermann und Petermann 2005).
Kosten des Angebots	Programmmanual: 34 Euro
Qualifikation der Durchführenden	
Fachliche und berufliche Voraussetzungen	Schulinterne Lehrerfortbildungen sowie Fallsupervisionen werden empfohlen.
Angebot von Schulungen	Es werden klinische und pädagogische Psychologinnen und Psychologen oder verhaltensthera-

	peutisch weitergebildete Pädagoginnen und Pädagogen sowie Sozialpädagoginnen und -pädagogen aus Lehrerfortbildungseinrichtungen, aus schulpsychologischen Diensten bzw. Schulpsychologinnen und -psychologen als Expertinnen und Experten für eine Einführung angegeben.
Erfolgskontrolle und Wirksamkeit	
Evaluationsstudien	Es wurden bisher die Ergebnisse einer Evaluationsstudie berichtet, in der 158 Schülerinnen und Schüler der 3. und 6. Jahrgangsstufe von vier Bremer Schulen teilnahmen. Die Studie hat ein Prä-Postdesign ohne Kontrollgruppe. Die Schülerinnen und Schüler wurden unmittelbar nach dem Training zu ihrem aggressiven und ängstlichen Verhalten befragt. Die durchführenden Lehrkräfte bzw. Psychologinnen und Psychologen beurteilten ihre Erfahrungen bei der Durchführung. Im Manual wird eine weitere Evaluationsstudie als laufend angekündigt.
Wirksamkeit auf Lebenskompetenz und andere Schutzfaktoren	–
Wirksamkeit auf Zielverhalten	Da in der Studie kein Vergleich mit einer Kontrollgruppe vorgenommen wurde, ist die Aussagekraft der Ergebnisse gering. Es konnte eine Reduktion der Aggressivität bei Schülerinnen und Schülern mit leicht erhöhter Bereitschaft zur Aggressivität vor der Intervention festgestellt werden. Eine geschlechtsspezifische Analyse zeigte eine signifikante Reduktion der Aggressivität bei Mädchen, jedoch nicht bei Jungen. Bei Schülerinnen und Schülern mit leicht erhöhter Angst (Prüfungsangst, manifeste Angst, Schulunlust) vor der Intervention konnten die Ängste reduziert werden. Die teilnehmenden Lehrerinnen und Lehrer sowie Psychologinnen und Psychologen bewerteten das Training als effektiv. So wurden eine Verbesserung des Klassenklimas und der Kommunika-

	tion, eine Versachlichung von Konfliktbewältigung und eine Integration von Außenseiterinnen und Außenseitern als Trainingseffekte beobachtet. Evidenzgrad C
Akzeptanz und Durchführbarkeit	–
Stolpersteine und Fallstricke	–

Weiterführende Literatur

Petermann, F., Petermann, U. (2005): Training mit aggressiven Kindern (11., völlig veränd. Aufl.). Psychologie Verlags Union, Weinheim.

Verbeek, D., Petermann, F., Jugert, G. (1998): Verhaltenstraining in der Schule. Verhaltenstherapie und Verhaltensmedizin, 19 (2), 253–269.

Steckbrief 15

Steckbrief 16: PIT – Prävention im Team

Autorinnen/Autoren, Titel	Institut für Qualitätsentwicklung an Schulen – Schleswig-Holstein, Rat für Kriminalverhütung in Schleswig-Holstein, Weißer Ring (Hrsg.): PIT-I, Prävention im Team PIT-II, Prävention im Team in der Grundschule
Anbieter/Kontakt	IQSH – Institut für Qualitätsentwicklung an Schulen – Schleswig-Holstein Schreberweg 5 24119 Kronshagen http://www.iqsh.de
Erscheinungsjahr	PIT-I: 2002 (überarb. Neuauflage) PIT-II: 2001
Zielgruppe	Schülerinnen und Schüler der Grundschule und Sekundarstufe I
Zielverhalten	Prävention von Gewalt, Diebstahl und Sucht
Setting	Schule

Beschreibung des Angebots		
Inhalte und Methodik		
• Trainierte Lebens-kompetenzen nach WHO-Definition	Grundschule	Sekundarstufe I
Selbstwahrnehmung	×	×
Empathie	×	×
Kreatives Denken	×	×
Kritisches Denken	×	×
Entscheidungen treffen		
Problemlösungsfertigkeit		
Effektive Kommunikations-strategien	×	×
Interpersonale Beziehungs-fertigkeit	×	
Gefühlsbewältigung	×	
Stressbewältigung		
• Problemspezifische Inhalte	Die Unterrichtsvorschläge für die Grundschule betreffen die Themen Streiten und Konflikte, Diebstahl und Fernsehkonsum. In der Sekundar-	

	stufe I werden von den Lehrkräften die Themen Gewalt, Diebstahl und Sucht behandelt. Für die Unterrichtsgestaltung durch Beamtinnen und Beamte der Polizei werden darüber hinaus die Themen Medien und Gesetze vorgeschlagen. Die Unterrichtsvorschläge sind im Sinne eines Baukastensystems angelegt. Die Lehrkräfte wählen die Inhalte in Abhängigkeit von der Altersgruppe der Schülerinnen und Schüler und/oder Dringlichkeit in der Klasse aus.
• Theoretischer Hintergrund	– Soziales Lernen – Aggressionstheorien
• Didaktik	– Zweiergespräche/Gruppengespräche – Paarübungen – Rollenspiel – Diskussion – Stillarbeit – Interaktionsübungen – Videoaufzeichnungen
Beschreibung der Materialien	Die Arbeitsbücher für die Grundschule sowie für die Sekundarstufe I umfassen Hintergrundinformationen zum Programm, Unterrichtsvorschläge für Lehrkräfte sowie für Polizeibeamtinnen und -beamte, die als Externe den Unterricht ergänzen.
Dauer der Durchführung	Es wird empfohlen innerhalb von drei Wochen mindestens zwölf Unterrichtsstunden abzuhalten.
Qualifikation der Autorinnen/Autoren	PIT wurde ursprünglich in Schleswig-Holstein in einer Arbeitsgruppe des Landesrates für Kriminalverhütung gemeinsam mit Fachkräften aus den Bereichen Pädagogik und Suchtberatung sowie Polizeibeamtinnen und -beamten sowie Schulpsychologinnen und -psychologen entwickelt und 1996 erstmalig an Schulen erprobt. Mittlerweile wurde das Programm auch von anderen Bundesländern adaptiert und modifiziert (u. a. Bayern, Rheinland-Pfalz).
Kosten des Angebots	– Version – Schleswig-Holstein: (Kontakt siehe oben)

Steckbrief 16

	Unterrichtsmaterialien für die Grundschule: 10 Euro (für schleswig-holsteinische Schulen: 5 Euro) Unterrichtsmaterialien für die Sekundarstufe I: 10 Euro (für schleswig-holsteinische Schulen: 5 Euro) – Version – Bayern: Exemplare können kostenlos, jedoch nur schriftlich bestellt werden. Anzufordern bei: BMW Group Konzernkommunikation und Politik AK-4 80788 München Fax 089/35846861 E-Mail: presse@bmw.de
Qualifikation der Durchführenden	
Fachliche und berufliche Voraussetzungen	Lehrerinnen und Lehrer; die Unterrichtseinheiten werden in enger Zusammenarbeit mit externen Partnern (Suchtberaterinnen und -berater, Jugendrichterinnen und -richter, Polizei o. Ä.) durchgeführt.
Angebot von Schulungen	Je nach Bedarf der Schulen bietet das IQSH regionale eintägige Einführungen mit möglichen Ergänzungstagungen an.
Erfolgskontrolle und Wirksamkeit	
Evaluationsstudien	Das Programm wird seit 1996 an Schulen durchgeführt und wurde seitdem mehrfach evaluiert. An einer ersten prozessevaluativen Studie im Jahre 1996 beteiligten sich 18 Schulen im Kreis Rendsburg-Eckernförde. Die teilnehmenden Schülerinnen und Schüler, Lehrerinnen und Lehrer sowie Polizeibeamtinnen und -beamten beurteilten die Vorbereitung, Durchführung, Inhalte und Materialien des Programms. Eine weitere wissenschaftliche Begleitung von PIT (Version Rheinland-Pfalz) erfolgte zwischen 1999 und 2000 an 17 Regelschulen in Rheinland-Pfalz, wobei die Schülerinnen und Schüler, Lehrerin-

	nen und Lehrer sowie Polizeibeamtinnen und -beamten vor und nach Programmdurchführung befragt wurden.
Wirksamkeit auf Lebens-kompetenz und andere Schutzfaktoren	Nach Programmdurchführung schätzten 27 % der Schülerinnen und Schüler den Zusammenhalt in der Klasse als eindeutig besser und 35 % als teilweise besser ein. Einer Verbesserung des Klassenklimas stimmte die Mehrheit der Schülerinnen und Schüler teilweise oder weitestgehend zu. Die Einstellung der Schülerinnen und Schüler zu der Schule, ihren Lehrerinnen und Lehrern sowie zu der eigenen Mitarbeit und Freude am Unterricht hat sich nicht verändert bzw. im Vergleich zum Prätest verschlechtert. Nach Einschätzung der Lehrkräfte bewirkt PIT eine Stärkung der Klassengemeinschaft, eine höhere Integration von Außenseiterinnen und Außenseitern sowie eine Verbesserung des Arbeitsverhaltens und der Beziehung zwischen Lehrkräften und Schülerinnen bzw. Schülern. Die Schülerinnen und Schüler könnten durch das Programm für die Themen „Sucht" und „Gewalt" sensibilisiert werden. Die Polizeibeamtinnen und -beamten gaben an, dass die Schülerinnen und Schüler durch die Zusammenarbeit mit der Polizei Berührungsängste abbauen könnten.
Wirksamkeit auf Zielverhalten	Schülerinnen und Schüler, die im Prätest Aggression und Gewaltanwendung verharmlosten, waren nach der Programmdurchführung selbstkritischer und billigten die Gewalt im Umgang mit anderen weniger. Das Rauch- und Trinkverhalten sowie die Konsumabsicht hat sich vom Prä- zum Posttest nicht verändert. Die Einschätzung der Suchtgefährdung durch verschiedene psychoaktive Substanzen konnte beeinflusst werden: Diejenigen Schülerinnen und Schüler, die die Suchtgefährdung im Prätest eher gering einschätzten, beurteilten die Gefährdung im Posttest höher. Demgegenüber stuften die Schülerinnen und Schüler, die

Steckbrief 16

	bereits vor der Programmdurchführung die Gefährdung hoch einschätzten, diese im Posttest geringer ein. Evidenzgrad C
Akzeptanz und Durchführbarkeit	Weniger als 30 % der Schülerinnen und Schüler empfanden den Unterricht sowohl bei den Lehrerinnen und Lehrern als auch bei den Polizeibeamtinnen und -beamten als „langweilig", über 46 % schätzten ihn als „spannend" und über 57 % als „super" ein. Die Lehrkräfte haben zu mehr als 87 % den Unterricht gern durchgeführt und über 86 % schätzten ihn als gewinnbringend für die Schülerinnen und Schüler ein. Die Einschätzungen der Polizeibeamtinnen und -beamten fielen noch positiver aus. Für die Inhaltsbereiche „Gewalt" und „Besuch der Polizeidienststelle" gaben alle befragten Polizistinnen und Polizisten an, dass ihnen und den Kindern der Unterricht Spaß gemacht habe und die Schülerinnen und Schüler profitieren konnten. Bei den Inhaltsbereichen „Diebstahl" und „Sucht" fielen diese Einschätzungen geringer aus (> 67 %). Die Teamarbeit wurde von Lehrkräften sowie Polizistinnen und Polizisten als positiv eingeschätzt.
Stolpersteine und Fallstricke	Das Training für die Sekundarstufe könnte systematischer sein. Es sollte der Aufbau von Verhalten und nicht nur die Anwendung angegangen werden.

Weiterführende Literatur

Aßhauer, M., Hanewinkel, R. (1996): Evaluationsbericht des Projektes „Prävention im Team" (PIT). IFT-Nord, Kiel.

Marxen, R., Sudeck, R. (Hrsg.) (2004): Schulische Gewalt- und Suchtprävention im Team (PIT) – Ein Evaluationsbericht. Pädagogik zeitgemäß, Heft 39. [www.pz.bildung-rp.de/chronologie/paedagogikzeit/heft39/Deckel_PIT.pdf]

Steckbrief 17: Training mit Jugendlichen

Autorinnen/Autoren, Titel	Petermann, F., Petermann, U.: Training mit Jugendlichen
Anbieter/Verlag	Hogrefe Verlag, Göttingen
Erscheinungsjahr	2003 (7., überarbeitete Auflage)
ISBN	3-8017-1715-1
Zielgruppe	13- bis 20-jährige Jugendliche
Zielverhalten	Aufbau von Arbeits- und Sozialverhalten
Setting	– Präventive Arbeit in Hauptschulen – Arbeits- und Motivationsförderung in Bereichen der Berufsausbildung – Heimerziehung – Förderung von lernbehinderten Jugendlichen in Sonderschulen, Schulzentren und Spezialeinrichtungen – Integration in Programme von Arbeitsämtern – Erzieherische Resozialisierungsmaßnahme im Jugendstrafvollzug

Beschreibung des Angebots	
Inhalte und Methodik	
• Trainierte Lebenskompetenzen nach WHO-Definition	
Selbstwahrnehmung	×
Empathie	×
Kreatives Denken	
Kritisches Denken	×
Entscheidungen treffen	×
Problemlösungsfertigkeit	×
Effektive Kommunikationsstrategien	×
Interpersonale Beziehungsfertigkeit	×
Gefühlsbewältigung	
Stressbewältigung	
• Problemspezifische Inhalte	In einem Einzeltraining werden die Selbst- und Fremdwahrnehmung sowie die Selbstkontrolle

Steckbrief 17

	und Ausdauer bearbeitet. Als inhaltliche Themenblöcke werden vorgegeben: Beruf und Zukunft, Freizeit und Familie, Lebensschicksale und Eigenverantwortung, schwierige Situationen, Lernen zu widerstehen sowie eine offen gestaltbare Sitzung. Innerhalb eines Gruppentrainings werden in Rollenspielen unter anderem Bewerbungsgespräche eingeübt. Es wird trainiert, sich in sozial angemessener Weise Gruppendruck zu widersetzen, Lob zu äußern und akzeptieren zu können sowie angemessen mit Kritik im Beruf umgehen zu können.
• Theoretischer Hintergrund	– Selbstwirksamkeitstheorie – Sozialkognitive Lerntheorie – Modell der sozialen Informationsverarbeitung
• Didaktik	Das gesamte Training umfasst ein Einzeltraining, in dem ein einzelner Jugendlicher mit einer Trainerin bzw. einem Trainer arbeitet, und ein Gruppentraining, das von zwei Trainerinnen bzw. Trainern geleitet wird. An diesem Gruppentraining nehmen vier bis fünf Jugendliche gemeinsam teil. – Rollenspiele – Trainingsvertrag – Bewegungsspiele – Tagebuch zur Selbstbeobachtung und -kontrolle – Rückmeldetafel – Materialarbeiten (u. a. Cartoons, Fotos) – Videoaufzeichnungen
Beschreibung der Materialien	Das Trainingsmanual enthält eine Einführung zum Problemverhalten im Jugendalter, zum Hintergrund und zur Zielsetzung des Trainings sowie zu den Grundlagen des Vorgehens. In einem weiteren Kapitel wird die Indikationsstellung angeleitet, anhand derer die Zielstellung und das konkrete Vorgehen des Trainings für den einzelnen Jugendlichen bestimmt werden. Es folgt eine Darstellung der praktischen Umsetzung des Einzeltrainings und der vorgegebenen Materialien. Im Anschluss wird auf die Rahmen-

	bedingungen, die Ziele und das praktische Vorgehen des Gruppentrainings eingegangen.
Dauer der Durchführung	Das Einzeltraining besteht aus einem Erstkontakt und daran anschließend mindestens fünf Sitzungen von 50 Minuten Dauer. Die Gruppensitzungen umfassen mit dem Erstkontakt mindestens elf Sitzungen mit der Dauer von 100 Minuten. Es wird empfohlen, jeweils beim Einzel- und Gruppentraining zwei Sitzungen pro Woche abzuhalten. Je nach Einsatzbereich können bei der Durchführung unterschiedliche Bausteine des Trainings herausgegriffen werden.
Qualifikation der Autorinnen/Autoren	Prof. Dr. Franz Petermann besetzt den Lehrstuhl für Klinische Psychologie an der Universität Bremen und ist Direktor des Zentrums für Klinische Psychologie und Rehabilitation. Seine Arbeitsschwerpunkte sind die Psychologie in der Kinderheilkunde sowie die Behandlung von Entwicklungs- und Verhaltensstörungen im Kindes- und Jugendalter. Prof. Dr. Ulrike Petermann ist Inhaberin des Lehrstuhls für Rehabilitation und Pädagogik bei psychischen und Verhaltensstörungen an der Universität Dortmund. Sie beschäftigt sich schwerpunktmäßig mit Klinischer Kinderpsychologie, Kinderverhaltenstherapie sowie differentieller Lernforschung.
Kosten des Angebots	Manual: 32,95 Euro

Qualifikation der Durchführenden

Fachliche und berufliche Voraussetzungen	– Diplom-Pädagoginnen und -Pädagogen – Diplom-Psychologinnen und -Psychologen – Diplom-Sozialpädagoginnen und -pädagogen
Angebot von Schulungen	Im Rahmen der Bremer Kinderverhaltenstherapietage (nähere Informationen: Zentrum für Klinische Psychologie und Rehabilitation der Universität Bremen, Grazer Straße 2, 28359 Bremen)

Erfolgskontrolle und Wirksamkeit

Steckbrief 17

Evaluationsstudien	Das Training wurde bisher in Einzelfallstudien und im Jahre 2004 in 10. Hauptschulklassen in Nordrhein-Westfalen im Rahmen einer Kontrollgruppenstudie überprüft. Hierbei wurden in einem Kontrollgruppendesign Prä-Posttestdaten sowie ein Follow-up nach drei Monaten erhoben.
Wirksamkeit auf Lebenskompetenz und andere Schutzfaktoren	Verhaltenstests zeigen deutliche Verbesserungen bei den Jugendlichen hinsichtlich Kooperations- und Kompromissfähigkeit sowie Problemlösungsfertigkeiten. Selbst- und Fremdeinschätzungen (durch die Lehrerinnen und Lehrer) dokumentieren positive Veränderungen. Die Integrationsfähigkeit in einen außerschulischen Praktikumsbetrieb und das Arbeitsverhalten werden verbessert.
Wirksamkeit auf Zielverhalten	Aggressives Problemverhalten konnte gemäß der Einzelfallstudien bei den Jugendlichen abgebaut werden, Zielverhalten wurde aufgebaut. Evidenzgrad A (Stichprobe n = 27)
Akzeptanz und Durchführbarkeit	Die Einzelfallbeobachtungen zeigen im Hinblick auf die Mitarbeit der Jugendlichen, dass über die Sitzungen die Bereitschaft zur Mitarbeit und zur Ergreifung der Initiative konstant bleibt bzw. sich erhöht. Positive Erfahrungen mit der Anwendung des Trainings werden von Praktikerinnen und Praktikern aus unterschiedlichen Bereichen (siehe Setting) berichtet.
Stolpersteine und Fallstricke	–

Weiterführende Literatur

Roos, S., Petermann, U. (2005): Zur schulbasierten Wirksamkeit des Trainings mit Jugendlichen. Zeitschrift für Klinische Psychologie, Psychiatrie und Psychotherapie, 53 (3), 262–282

Steckbrief 18: Wer hat das Zeug zum Unternehmer? – Training zur Förderung unternehmerischer Potenziale

Autorinnen/Autoren, Titel	Schmitt-Rodermund, E., Schröder, E.: Wer hat das Zeug zum Unternehmer? Training zur Förderung unternehmerischer Potenziale.
Verlag	Hogrefe Verlag, Göttingen
Erscheinungsjahr	2004
ISBN	3-8017-1881-6
Zielgruppe	Schülerinnen und Schüler ab der 9. Jahrgangsstufe sowie alle Personen in einer Phase der beruflichen (Um-)Orientierung
Zielverhalten	Reflexion und Förderung des unternehmerischen Interesses
Setting	Schule, Weiterbildung
Beschreibung des Angebots	
Inhalte und Methodik	
• Trainierte Lebenskompetenzen nach WHO-Definition	
Selbstwahrnehmung	×
Empathie	×
Kreatives Denken	×
Kritisches Denken	
Entscheidungen treffen	×
Problemlösungsfertigkeit	×
Effektive Kommunikationsstrategien	×
Interpersonale Beziehungsfertigkeit	×
Gefühlsbewältigung	
Stressbewältigung	
• Problemspezifische Inhalte	Alle Lebenskompetenzen werden in dem Training in Bezug auf den unternehmerischen Kontext erarbeitet. Beispielsweise wird kreatives Denken gefördert, da eine kreative Geschäftsidee der Grundstein für den Aufbau eines eigenen Unternehmens darstellt. Empathie ist eine wichtige Voraussetzung für kundenorientiertes Ver-

	halten. Interpersonale Fertigkeiten kommen beim Führen der eigenen Mitarbeiterinnen und Mitarbeiter zum Tragen. Über die Fähigkeiten nach WHO-Definition hinaus werden mit den Teilnehmenden die Themen Risikofreude, Leistungsbereitschaft, berufliche Zukunft und Interesse an betriebswirtschaftlichen Zusammenhängen behandelt. Beispielsweise können sich die Teilnehmerinnen und Teilnehmer in der Computersimulation „Flowerpower" im Leiten eines Blumenladens erproben und der Frage nachgehen, ob ihnen das Jonglieren mit Zahlen Spaß macht.
• Theoretischer Hintergrund	– Unternehmerische Persönlichkeitsmerkmale – Entwicklung beruflicher Interessen – Exploration und Commitment
• Didaktik	– Rollenspiele – Gruppendiskussionen – Kleingruppen- und Paararbeit – Fragebogentests – Computersimulation
Beschreibung der Materialien	Strukturiertes Manual für Trainer und Trainerinnen mit Hintergrundinformationen, Arbeitsanweisungen und Variationsmöglichkeiten für jede Trainingseinheit sowie allen Arbeitsmaterialien und einer Unternehmenssimulation auf CD-ROM.
Dauer der Durchführung	Das Training besteht aus zehn Einheiten, die im Sinne eines Baukastenprinzips im regulären Unterricht oder zu Projekttagen durchgeführt werden können. Für die Durchführung einer Trainingseinheit sind 90 Minuten vorgesehen. Der Ablauf jeder Trainingseinheit folgt einem festen Schema: – Einführung in das Thema der Trainingseinheit – Erarbeitung des Themas – Abschlussübung mit Transfer Die Vorbereitungszeit der Trainerinnen und Trainer ist gering, da neben den Manualinhalten keine weiteren Arbeitsmaterialien benötigt werden.
Qualifikation der Autorinnen/Autoren	Das Trainingsprogramm „Wer hat das Zeug zum Unternehmer?" wurde am Lehrstuhl für Ent-

	wicklungspsychologie der Universität Jena entwickelt.
Kosten des Angebots	Trainingsmanual (incl. Arbeitsmaterialien und Computersimulation): 39,95 Euro

Qualifikation der Durchführenden	
Fachliche und berufliche Voraussetzungen	Lehrerinnen und Lehrer; Trainerinnen und Trainer in der Erwachsenenbildung, spezifische Vorkenntnisse sind nicht erforderlich
Angebot von Schulungen	Ja (Informationen sind am Lehrstuhl für Entwicklungspsychologie der Universität Jena erhältlich)

Erfolgskontrolle und Wirksamkeit	
Evaluationsstudien	Es wurde eine umfassende quasi-experimentelle Interventionsstudie (n = 623) mit Kontrollgruppendesign und Messwiederholung in Hauptschulen, Real- und Berufsschulen sowie Gymnasien zur Überprüfung von Umsetzbarkeit, Akzeptanz und Wirksamkeit des Programms durchgeführt.
Wirksamkeit auf Lebenskompetenz	Die Teilnahme am Trainingsprogramm steigert das Wissen über Unternehmertum und fördert die Selbsterkenntnis über die Ausprägung der eigenen unternehmerischen Fähigkeiten.
Wirksamkeit auf Zielverhalten	– Das Trainingsprogramm trägt zur Interessenklärung der Teilnehmenden bei. In der Trainingsgruppe entwickeln signifikant mehr Schülerinnen und Schüler eine deutliche Meinung darüber, ob die berufliche Selbstständigkeit eine interessante Berufsperspektive für sie darstellen könnte, als in der Kontrollgruppe. Die Kontrollschülerinnen und -schüler bleiben mehrheitlich unentschieden hinsichtlich ihres Interesses für die unternehmerische Selbstständigkeit. – Insbesondere Trainingsschülerinnen und -schüler, die von ihrem Persönlichkeitsprofil das „Zeug zum Unternehmer" hätten, jedoch bislang mit unternehmerischem Tun nicht in Berührung gekommen sind, entwickeln ein starkes Interesse für die unternehmerische Selbstständigkeit.

Steckbrief 18

	– Analysen zu den Wirkmechanismen des Trainings weisen darauf hin, dass insbesondere die in dem Training vermittelte Selbsterkenntnis darüber, wie stark die eigenen unternehmerischen Fähigkeiten ausgeprägt sind, zum Trainingsziel einer Interessenklärung beiträgt.
Akzeptanz und Durchführbarkeit	Das Training ließ sich an Hauptschulen, Real- und Berufsschulen sowie Gymnasien gut umsetzen. Die Akzeptanz gegenüber dem Programm war auf Seiten der Schülerinnen und Schüler sowie Lehrerinnen und Lehrer sehr hoch.
Stolpersteine und Fallstricke	–

Weiterführende Literatur

Schröder, E. (2004): Berufliche Selbstständigkeit als Ziel?! – Entwicklung und Evaluation eines „Life-Skills" basierten Trainings für Jugendliche. Unveröffentlichte Dissertation. Universität Jena.

Steckbrief 19: Fit for Life

Autorinnen/Autoren, Titel	Jugert, G., Rehder, A., Notz, P., Petermann, F.: Soziale Kompetenz bei Jugendlichen
Anbieter/Verlag Erscheinungsjahr	Juventa Verlag, Weinheim und München Manual 2002 (2., korr. Auflage) Begleitbuch 2004 (3. Auflage)
ISBN	3-7799-0372-5 (Manual) 3-7799-0371-7 (Begleitbuch)
Zielgruppe	Ursprünglich sozial benachteiligte Jugendliche und junge Erwachsene; auch allgemein Haupt- und Realschülerinnen bzw. -schüler
Zielverhalten	Aufbau sozialer Kompetenzen zur beruflichen und gesellschaftlichen Integration
Setting	–
Beschreibung des Angebots	
Inhalte und Methodik	
• Trainierte Lebens- kompetenzen nach WHO-Definition	
Selbstwahrnehmung	×
Empathie	×
Kreatives Denken	
Kritisches Denken	×
Entscheidungen treffen	×
Problemlösungsfertigkeit	
Effektive Kommunikations- strategien	×
Interpersonale Beziehungs- fertigkeit	×
Gefühlsbewältigung	
Stressbewältigung	
• Problemspezifische Inhalte	Die Jugendlichen werden zur Reflexion über ihre Berufsziele sowie Teilziele angeregt, sie sollen sich ihrer eigenen Ressourcen und Schwächen zur Erreichung der Berufsziele bewusst werden und Chancen und Grenzen ihres beruflichen Werdegangs realistisch einschätzen lernen. In

	Rollenspielen werden Bewerbungsgespräche geübt. Es werden Fertigkeiten für den sozial angemessenen Umgang mit Konflikten eingeübt. Es werden Möglichkeiten der Freizeitgestaltung gesammelt und Freizeitverhalten als ein Ausgleich für Stress und Beanspruchung in Schule und Arbeitsleben erarbeitet. Die Erwartungen an der weiteren Lebensweg sowie die damit einhergehenden Bedürfnisse und die Zielsetzungen werden erarbeitet. Die Jugendlichen sollen üben, rationale Entscheidungen für ihren weiteren Lebensweg zu treffen. In der Trainingseinheit „Gesundheit" werden die Jugendlichen angeregt, über ihr eigenes Gesundheitsverhalten nachzudenken und ihre Lebensweise in Bezug auf Ernährung, Alkohol, Tabak und Drogen, Sport und Schlaf zu reflektieren.
• Theoretischer Hintergrund	– Theorie der sozialkognitiven Informationsverarbeitung nach Dodge – Sozialkognitive Lerntheorie – Entwicklungsaufgaben
• Didaktik	Das Training erfolgt in Kleingruppen von fünf, höchstens sieben Jugendlichen. – Rollenspiele und Verhaltensübungen – Verhaltensregeln – Feedback – Videoaufzeichnungen – Gruppenarbeit – Gruppendiskussion – Entspannungsverfahren
Beschreibung der Materialien	Zum Training gibt es einen Ringordner (DIN-A4), der die Trainingsmodule sowie Materialien für die Durchführung enthält. Es werden 13 thematisch unterschiedliche Module vorgegeben. Jedes Modul ist auf einen Fähigkeitsbereich bezogen und enthält eine Begriffsklärung, die Feinziele der Sitzung, jeweils drei Trainingsvorschläge, Angaben zu Materialien, Übungsanweisungen, Auswertungsanleitungen sowie Arbeitsbogen. Daneben enthält der Ordner Trainings-

	module für die Fortbildung in den theoretischen Grundlagen und Methoden, dem Trainerinnen- und Trainerverhalten, der Erarbeitung der Trainingsmodule und der Evaluation. Das Begleitbuch führt in die theoretischen Grundlagen des Trainings ein, stellt Methodik und Inhalt des Trainings vor, berichtet über qualitative und quantitative Wirksamkeitsnachweise und stellt Ziele sowie Methoden für die Fortbildung der Trainerinnen und Trainer dar.
Dauer der Durchführung	–
Qualifikation der Autorinnen/Autoren	Das Manual und Begleitbuch entstanden innerhalb eines Projektes am Zentrum für Klinische Psychologie und Rehabilitation der Universität Bremen, das vom Sozialfonds der Europäischen Union und der Bundesanstalt für Arbeit unterstützt wurde.
Kosten des Angebots	Manualordner mit Trainingsmodulen und Arbeitsblättern: 76,00 Euro Begleitbuch: 12,50 Euro Paket (ISBN 3-7799-0373-3), bestehend aus „Fit for Life" und „Soziale Kompetenz für Jugendliche": 81 Euro

Qualifikation der Durchführenden

Fachliche und berufliche Voraussetzungen	–
Angebot von Schulungen	–

Erfolgskontrolle und Wirksamkeit

Evaluationsstudien	Es werden Ergebnisse einer Interventionsstudie mit selektiver Stichprobe und mit Prä-Posttesterhebung, dreimonatigem Follow-up sowie Kontrollgruppendesign berichtet. Im Manual wird auf ähnliche Ergebnisse mit Hauptschulklassen verwiesen.
Wirksamkeit auf Lebenskompetenz und andere Schutzfaktoren	Die Beurteilung des Verhaltens der teilnehmenden Jugendlichen durch Trainerinnen und Trainer spricht für eine signifikante Steigerung von sozial kompetentem Verhalten und sozialer Problem-

Steckbrief 19

	lösungskompetenz. Einschätzungen durch durchführende Personen sind aber möglicherweise positiv verzerrt.
Wirksamkeit auf Zielverhalten	Die trainierten Jugendlichen schätzten sich im Vergleich zur Kontrollgruppe nach der Intervention weniger aggressiv und sicherer ein. Diese Effekte wurden jedoch nicht signifikant. Evidenzgrad A Die Beurteilung des Verhaltens der teilnehmenden Jugendlichen durch die Trainerinnen und Trainer spricht für die Verringerung von aggressivem und initiationslosem Verhalten. Einschätzungen durch durchführende Personen sind aber möglicherweise positiv verzerrt.
Akzeptanz und Durchführbarkeit	Das Training wird von Jugendlichen sowie Trainerinnen und Trainern positiv beurteilt. Gemäß den Materialien wird das Training in folgenden Bereichen mit Erfolg eingesetzt: – Haupt- und Realschule – Jugendhilfe – Jugendberufshilfe – Jugendgerichtshilfe – Jugendstrafvollzug – Betriebliche Ausbildung – Berufsvorbreitung lernbehinderter Jugendlicher – Erwachsenenbildung
Stolpersteine und Fallstricke	–

Steckbrief 20: Ich bin ich – Gesundheitsförderung durch Selbstverwirklichung

Autorinnen/Autoren, Titel	– Krause, C., Hannich, H. J., Stückle, C., Widmer, C., Rohde, C., Wiesmann, U.: Selbstwert stärken – Gesundheit fördern. Unterrichtsvorschläge für das 1. und 2. Schuljahr – Krause, C., Wiesmann, U., Stückle, C., Widmer, C.: Selbstwert stärken – Gesundheit fördern. Unterrichtsvorschläge für das 3. und 4. Schuljahr
Verlag	Auer Verlag GmbH, Donauwörth
Erscheinungsjahr	2000 (1. und 2. Schuljahr) 2001 (3. und 4. Schuljahr)
ISBN	3-403-03390-2 (1. und 2. Schuljahr) 3-403-03453-4 (3. und 4. Schuljahr)
Zielgruppe	Grundschülerinnen und Grundschüler der Jahrgangsstufen 1 bis 4
Zielverhalten	Selbstwertstärkung und -stabilisierung
Setting	Schule

Beschreibung des Angebots				
Inhalte und Methodik				
• Trainierte Lebenskompetenzen nach WHO-Definition	1. Schuljahr	2. Schuljahr	3. Schuljahr	4. Schuljahr
Selbstwahrnehmung	×	×	×	
Empathie	×	×		
Kreatives Denken				
Kritisches Denken		×		
Entscheidungen treffen				
Problemlösungsfertigkeit		×	×	
Effektive Kommunikationsstrategien			×	×
Interpersonale Beziehungsfertigkeit	×	×	×	×
Gefühlsbewältigung	×	×	×	×
Stressbewältigung				×
• Problemspezifische Inhalte	1. Klasse: Körperwahrnehmung, Wohlbefinden, Erkältungserkrankung, Schnupfenkreislauf,			

	nichtmedikamentöse Behandlungsansätze, gesunde Ernährung, Fernsehgewohnheiten, Körperhaltung und -bewegung
	2. Klasse: Körpererfahrung, Konfliktlösung, gemeinsames Frühstück, Fernsehgewohnheiten
	3. Klasse: Sinnesorgane, Konfliktlösung, Geschlechtsstereotype, gesunde Ernährung
	4. Klasse: Gewalt im Fernsehen und Konfliktlösung, Natur und Umweltverschmutzung, Abschlussfest
• Theoretischer Hintergrund	– Das Modell der Salutogenese – Konzept der Life Skills
• Didaktik	– Kleingruppenarbeit – Gruppengespräche – Wahrnehmungsübungen/Sinnesparcours – Bewegungsspiele – Rollenspiele – Paarübungen – Malen, Singen – Audio- und Videoeinsatz – Atemübungen/Entspannungsübungen Eltern sollten einbezogen werden durch Informationen über das Projekt, durch Angebote zu Einzel- und Gruppengesprächen, Abhaltung thematischer Weiterbildungsveranstaltungen und Einbindung in den Lernprozess ihrer Kinder. Pro Schuljahr werden zwei Elternseminare angeboten.
Beschreibung der Materialien	Es liegen zwei Hefte für Lehrerinnen und Lehrer mit Unterrichtsvorschlägen für die 1. und 2. sowie für die 3. und 4. Klasse vor. Sie beinhalten eine Einführung zum Konzept der Gesundheitsförderung und zu dem Programm sowie eine Beschreibung der einzelnen Gesundheitsstunden/-tage. Kopiervorlagen sind enthalten. Die Gesundheitsstunden/-tage bauen aufeinander auf. Im Lehrerheft für die 3. und 4. Klassenstufe stellen die Autoren ausgewählte Ergebnisse aus der ersten Erprobungsphase des Programms vor.
Dauer der Durchführung	Im 1. Schuljahr werden 15 Gesundheitsstunden in den Schulvormittag integriert. Für das 2. bis

	4. Schuljahr wurden jeweils fünf Gesundheitstage (mit je drei Stunden) konzipiert.
Qualifikation der Autorinnen/Autoren	Das Programm entstand in Zusammenarbeit des Pädagogischen Seminars der Georg-August-Universität Göttingen und dem Institut für Medizinische Psychologie der Ernst-Moritz-Arndt-Universität Greifswald.
Kosten des Angebots	Manual für Lehrerinnen und Lehrer der 1./2. Klasse: 16,90 Euro Manual für Lehrerinnen und Lehrer der 3./4. Klasse: 16,90 Euro

Qualifikation der Durchführenden

Fachliche und berufliche Voraussetzungen	–
Angebot von Schulungen	Angebote zu Fortbildungsveranstaltungen werden über „KESS e.V." angeboten (Informationen unter: www.kess-ev.de)

Erfolgskontrolle und Wirksamkeit

Evaluationsstudien	Das Programm wurde zwischen 1995 und 1999 in insgesamt 20 Schulklassen über die gesamte Grundschulzeit erstmalig eingeführt und erprobt. Hierzu wurden Angaben sowohl von den Lehrerinnen und Lehrern als auch von den Schülerinnen und Schülern und Eltern erhoben. Eine vierjährige Evaluationsstudie, an der sich 34 Schulklassen der Städte Dortmund und Göttingen beteiligten, lief von 2001 bis 2005. Ergebnisse lagen bei Drucklegung noch nicht vor.
Wirksamkeit auf Lebenskompetenz und andere Schutzfaktoren	–
Wirksamkeit auf Zielverhalten	–
Akzeptanz und Durchführbarkeit	Die Erprobungsphase ergab, dass bei den Lehrerinnen und Lehrern sowie Eltern die Akzeptanz gegenüber dem Programm über die vierjährige Durchführungszeit kontinuierlich zunahm. Die Schülerinnen und Schüler äußerten durchgängig

Steckbrief 20

	Freude über den anstehenden Gesundheitstag. Die Programmeinheiten konnten ohne Schwierigkeiten in den Grundschulunterricht integriert werden.
Sonstiges	Derzeit wird das Programm für den Einsatz in Kindergärten modifiziert.
Stolpersteine und Fallstricke	–

Weiterführende Literatur

Krause, C., Wiesmann, U., Hannich, H.-J. (2004): Subjektive Befindlichkeit und Selbstwertgefühl von Grundschülern. Pabst Science Publishers. Lengerich.

Steckbrief 21: MindMatters

Autorinnen/Autoren, Titel	Paulus, P., Franze, M., Schwertner, K.: Mind-Matters – Förderung der psychischen Gesundheit in und mit Schulen
Kontaktadresse	Dr. Marco Franze, Dipl.-Psych. Zentrum für Angewandte Gesundheitswissenschaften Universität Lüneburg Projektkoordinator im Projekt MindMatters Wilschenbrucher Weg 84 a 21335 Lüneburg Tel.: 04131-677989 Fax: 04131-677966 www.mindmatters-schule.de
Erscheinungsjahr	2004
Zielgruppe	Ganzheitliches Konzept, das sich gleichermaßen richtet an: – Schülerinnen und Schüler der Klasse 5 bis 10 – Lehrerinnen und Lehrer (Sekundarstufe I) – Schulleiterinnen und Schulleiter – nicht unterrichtendes Personal – Eltern – das schulische Umfeld
Zielverhalten	Förderung der psychischen Gesundheit und Prävention psychischer Krankheiten aller Schulmitglieder
Setting	Schule

Beschreibung des Angebots		
Inhalte und Methodik		
• Trainierte Lebens-kompetenzen nach WHO-Definition	Heft 1 Stark, stärker, echt stark I	Heft 2 Stark, stärker, echt stark II
Selbstwahrnehmung		×
Empathie		×
Kreatives Denken	×	
Kritisches Denken		
Entscheidungen treffen		×

Problemlösungsfertigkeit	×	×
Effektive Kommunikations-strategien		×
Interpersonale Beziehungs-fertigkeit	×	×
Gefühlsbewältigung	×	×
Stressbewältigung		×
• Problemspezifische Inhalte	– Informationsvermittlung über psychische Krankheiten, Abbau von Stigmatisierung und Förderung von hilfesuchendem Verhalten (Heft „Wie geht's? – Psychische Störungen verstehen lernen"). – Erkennen und Verstehen von Verlustgefühlen und Trauerreaktionen sowie Erarbeitung von Bewältigungsstrategien für die eigene Person und von Hilfsangeboten für Mitmenschen (Heft „RückRat für die Seele – Umgang mit Verlust und Trauer"). – Erarbeiten von Formen, Ursachen und Auswirkungen von Mobbing, Aufbau von Problemlösungskompetenz und sozial angemessenem Verhalten für den Umgang mit Belästigungen durch Mitmenschen; Checkliste mit Strategien, die Schulen zur Minimierung von Mobbing und Belästigungen anwenden können (Heft „Fit für den Schulalltag – Umgang mit Mobbing und Belästigung") – Leitfäden unter anderem für Schulleiterinnen und -leiter und Lehrkräfte, die Vereinbarungen, Prozesse und Handlungsabläufe vorstellen, die zu einem umfassenden Management der Förderung der psychischen Gesundheit wie auch zum Krisensituationsmanagement und zur Suizidprävention beitragen (Hefte „SchoolMatters – Handlungsansätze für Planung und Management psychischer Gesundheit in Schulen" und „LifeMatters – Leitfaden zur Prävention von Selbstverletzungen und Suizid")	

• Theoretischer Hintergrund	– Konzept der gesundheitsfördernden Schulen – Stärkung der Resilienz
• Didaktik	– Spiele – Gruppendiskussionen – Paararbeiten – Arbeitsblätter – Brainstorming – Rollenspiele – Entspannung – Hausaufgaben
Beschreibung der Materialien	Als Materialien zu dem Projekt liegen insgesamt acht Hefte vor. Drei Hefte wenden sich an Lehrkräfte, das schulische Personal, außerschulische Expertinnen und Experten und Eltern und konzentrieren sich auf den Bereich der Schulentwicklung. Es werden unter anderem Handlungsanweisungen gegeben, wie die Förderung der psychischen Gesundheit im schulischen Setting umgesetzt werden kann, wie man ein Netzwerk innerhalb und außerhalb der Schule aufbaut und wie man in der Schule aktiv und strukturiert mit Krisen (Selbstverletzung und Suizid) umgehen kann. Fünf weitere Hefte richten sich an Schülerinnen und Schüler unterschiedlicher Klassenstufen und beinhalten konkrete Unterrichtsmaterialien zu verschiedenen Themen der psychischen Gesundheit: *Heft 1* („Stark, stärker, echt stark I: Freunde finden, behalten und dazugehören") enthält Unterrichtseinheiten für Schülerinnen und Schüler der 5./6. Klasse und zielt unter anderem auf den Aufbau von Freundschaften sowie die Förderung von Kommunikation und Kooperation ab. *Heft 2* ist für Schülerinnen und Schüler der Jahrgangsstufen 7. bis 10. („Stark, stärker, echt stark II: Glück statt Stress") und beinhaltet Unterrichtsvorschläge zum konstruktiven Umgang mit Stress und Herausforderungen. *Heft 3* („Fit für den Schulalltag: Umgang mit Mobbing und Belästigungen") wendet sich an Schülerinnen und Schüler der 5. bis 8. Klasse,

Steckbrief 21

	um die Schülerinnen und Schüler für das Erkennen und den angemessenen Umgang mit Mobbing zu schulen. *Heft 4* für Schülerinnen und Schüler der 9./10. Klasse („Wie geht's? Psychische Krankheiten verstehen lernen") gibt einen Überblick über Themen aus dem Bereich psychischer Krankheiten, um Wissen auf- und Stigmatisierung abzubauen sowie hilfesuchendes Verhalten zu bestärken. *Heft 5* für Schülerinnen und Schüler der 5. bis 10. Klasse („RückRat für die Seele: Umgang mit Verlust und Trauer") enthält Unterrichtseinheiten zu den Themenkomplexen Verlustgefühle und Trauerreaktionen. Alle Unterrichtshefte enthalten unter anderem Hintergrundinformationen zum jeweiligen Themenbereich, Hinweise zur Gestaltung des Unterrichts, strukturierte und didaktisch aufeinander aufbauende Unterrichtseinheiten sowie Kopiervorlagen für Arbeitsblätter. Es werden Empfehlungen gegeben, welche Themen sich in welche Unterrichtsfächer gut integrieren lassen.
Dauer der Durchführung	–
Qualifikation der Autorinnen/Autoren	Das Programm MindMatters wurde Mitte der 90er-Jahre an den drei australischen Universitäten Melbourne, Deakin und Sydney entwickelt [http://cms.curriculum.edu.au/mindmatters/]. Die Übertragung und Adaptation des Programms auf deutsche Verhältnisse erfolgte am Zentrum für Angewandte Gesundheitswissenschaften der Universität Lüneburg unter Leitung von Prof. Dr. Peter Paulus und in Kooperation mit der Barmer Ersatzkasse, dem Gemeinde-Unfallversicherungsverband Hannover, dem Gemeindeunfallversicherungsverband Westfalen-Lippe, dem Rheinischen Gemeindeunfallversicherungsverband sowie dem Schweizer Netzwerk gesundheitsfördernder Schulen.
Kosten des Angebots	–
Qualifikation der Durchführenden	

Fachliche und berufliche Voraussetzungen	Das Programm richtet sich bislang in erster Linie an ausführende Lehrkräfte der Sekundarstufe I. Auch wenn die Materialien so aufbereitet sind, dass sie im Unterricht direkt eingesetzt werden können, wird empfohlen, die Umsetzung des Programms an den Schulen durch ein Fortbildungskonzept zusätzlich zu unterstützen.
Angebot von Schulungen	–
Erfolgskontrolle und Wirksamkeit	
Evaluationsstudien	In der Vorbereitungsphase wurden die Materialien in einer Vorstudie auf Einsetzbarkeit und Akzeptanz bei Schülerinnen und Schülern (n = 400) sowie Lehrerinnen und Lehrern (n = 24) getestet. Seit Februar 2004 wird nun in einem Modellversuch das Programm erprobt (bis Juli 2005). An dieser Erprobungsphase beteiligen sich 32 Schulen, 18 Schulen in Nordrhein-Westfalen, elf Schulen in Niedersachsen und drei in der Schweiz. Ergebnisse sind abzuwarten.
Wirksamkeit auf Lebenskompetenz und andere Schutzfaktoren	–
Wirksamkeit auf Zielverhalten	–
Akzeptanz und Durchführbarkeit	In der Vorerhebung im Frühjahr 2003 wurden die Materialien (speziell die Hefte mit den Themen Stress, psychische Störungen und Mobbing) von Lehrerinnen und Lehrern als lernförderlich und gut umsetzbar bewertet. Verbesserungsvorschläge bezogen sich vor allem auf sprachliche und gestalterische Aspekte, die in der Überarbeitung der Materialien dann berücksichtigt wurden.
Stolpersteine und Fallstricke	–
Sonstiges	Über www.mindmatters-schule.de werden weiterführende Infos zum Projekt (u. a. Newsletter) sowie zu ausgewählten Themen angeboten. Das Projekt MindMatters wurde für den 1. Deutschen Präventionspreis 2004 nominiert.

Steckbrief 21

Steckbrief 22: Wege zum Wohlbefinden

Autorinnen/Autoren, Titel	Dlugosch, G., Krieger, W.: Wege zum Wohlbefinden – Mit gesunder Ernährung und Bewegung der Lebensfreude auf der Spur
Anbieter/Kontakt	PD Dr. Gabriele Dlugosch zepf – Zentrum für empirische pädagogische Forschung Universität Koblenz-Landau, Campus Landau Bürgerstraße 23 76329 Landau dlugosch@zepf.uni-landau.de
Erscheinungsjahr	–
Zielgruppe	35- bis 55-jährige Erwachsene
Zielverhalten	Gesundheitsförderungsseminar mit den Schwerpunkten Ernährung, Bewegung und psychosoziales Wohlbefinden
Setting	Ambulantes und stationäres Setting
Beschreibung des Angebots	
Inhalte und Methodik	
• Trainierte Lebenskompetenzen nach WHO-Definition	
Selbstwahrnehmung	×
Empathie	
Kreatives Denken	
Kritisches Denken	×
Entscheidungen treffen	
Problemlösungsfertigkeit	
Effektive Kommunikationsstrategien	×
Interpersonale Beziehungsfertigkeit	
Gefühlsbewältigung	×
Stressbewältigung	×
• Problemspezifische Inhalte	Wissensvermittlung zu den Bereichen Ernährung, Bewegung und Entspannung, Erarbeitung von Änderungsnotwendigkeiten und -möglich-

	keiten, Anregung zur konkreten Änderungsplanung und Begleitung bei der schrittweisen Umsetzung der Veränderung. In Praxisseminaren werden die theoretisch vermittelten Inhalte unter Anleitung von den jeweiligen Fachkräften in der Praxis erprobt (beispielsweise gemeinsames Kochen).
• Theoretischer Hintergrund	Ganzheitliche Perspektive und sozialkognitive Modellannahmen
• Didaktik	Gruppensitzungen mit minimal acht bis maximal 14 Teilnehmerinnen bzw. Teilnehmern. – Praktische Übungen – Informationsvermittlung – Beratung
Beschreibung der Materialien	Die Handlungsanweisungen für die Referentinnen und Referenten beinhalten einen allgemeinen Überblick über das Seminarkonzept sowie eine inhaltliche Beschreibung der Seminarsitzungen.
Dauer der Durchführung	Das Programm umfasst insgesamt zwölf Sitzungen von jeweils 90 Minuten Dauer. Die ersten elf Sitzungen sollten dabei aufeinanderfolgend im wöchentlichen Abstand stattfinden, die zwölfte Sitzung in einem zeitlichen Abstand von sechs Wochen zur vorletzten Veranstaltung. Praxisorientierte Aktivitäten (wie Kochen) sollten wenn möglich in den Seminarablauf integriert werden. Gelingt dies nicht, können sie als zusätzliche Termine oder Blockveranstaltungen geplant werden. Zusätzlich sollten jeder Teilnehmerin bzw. jedem Teilnehmer Einzelberatungstermine angeboten werden.
Qualifikation der Autorinnen/Autoren	Das Programm wurde in Kooperation zwischen dem Zentrum für empirische pädagogische Forschung (zepf) der Universität Koblenz-Landau und der Techniker Krankenkasse entwickelt und umgesetzt.
Kosten des Angebots	–
Qualifikation der Durchführenden	

Steckbrief 22

Fachliche und berufliche Voraussetzungen	Das Seminar soll von einem interdisziplinären Team durchgeführt werden, das aus Referentinnen und Referenten aus den Bereichen Psychologie, Ernährungs- und Sportwissenschaften besteht. Die Psychologinnen und Psychologen übernehmen die Seminarleitung und sind zu allen Sitzungen anwesend. Die Ernährungswissenschaftlerinnen und -wissenschaftler gestalten ein bis zwei theoretische Sitzungen und einen Kochtermin. Die Sportwissenschaftlerinnen und -wissenschaftler übernehmen eine theoretische Sitzung und führen zusätzlich einen praktischen Übungstermin durch.
Angebot von Schulungen	–
Erfolgskontrolle und Wirksamkeit	
Evaluationsstudien	Die wissenschaftliche Überprüfung des Seminars erfolgte in drei Evaluationsstudien mit unterschiedlich großen Stichproben. Es werden hier die Ergebnisse der rigorosesten Studie (Prä-, Post-, Follow-up-Design mit Kontrollgruppe) berichtet.
Wirksamkeit auf Lebenskompetenz und andere Schutzfaktoren	–
Wirksamkeit auf Zielverhalten	Im Vergleich zu einer Kontrollgruppe nahm die Gesundheitsförderlichkeit der Ernährung zu. Auf die Bewegung konnte nur dann ein Effekt festgestellt werden, wenn im Anschluss an das Seminar an weiterführenden Bewegungsangeboten teilgenommen wurde. Die körperlichen Beschwerden nahmen in der Trainingsgruppe signifikant ab. Evidenzgrad A
Akzeptanz und Durchführbarkeit	Das Training ist in einer Vielzahl unterschiedlichster Rahmenbedingungen durchgeführt worden und wird von Trainerinnen und Trainern sowie Teilnehmerinnen und Teilnehmern positiv beurteilt.
Stolpersteine und Fallstricke	–

Weiterführende Literatur

Dlugosch, G. E., Krieger, W. (1996): „Wege zum Wohlbefinden" – Evaluation eines Modellprojektes im Bereich der Gesundheitsförderung. Prävention, 19, 111–114.

Dlugosch, G. E., Krieger, W. (1999): „Wege zum Wohlbefinden": Ein Bericht zur praxisnahen Evaluation eines Gesundheitsförderungsseminars. Zeitschrift für Gesundheitspsychologie, 1, 27–43.

Steckbrief 22

Steckbrief 23: A.C.T. – Aktivierendes Competenz Training

Autorinnen/Autoren, Titel	Hazard, B. P., unter Mitarbeit von Lehmann, F.: A.C.T. Aktivierendes Competenz Training. Neue Wege in der Gesundheitsförderung
Verlag	Deutscher Studien Verlag, Weinheim
Erscheinungsjahr	1997
ISBN	3-89271-748-6
Zielgruppe	Erwachsene, Jugendliche (ab 14 Jahren)
Zielverhalten	Förderung und Stabilisierung der Gesundheit: gesunde Ernährung, Bewegung, Stressbewältigung, Stimmungsmanagement, soziale Beziehungen
Setting	Ambulantes und stationäres Setting
Beschreibung des Angebots	
Inhalte und Methodik	
• Trainierte Lebenskompetenzen nach WHO-Definition	
Selbstwahrnehmung	×
Empathie	
Kreatives Denken	×
Kritisches Denken	×
Entscheidungen treffen	×
Problemlösungsfertigkeit	×
Effektive Kommunikationsstrategien	×
Interpersonale Beziehungsfertigkeit	×
Gefühlsbewältigung	×
Stressbewältigung	×
• Problemspezifische Inhalte	Ein problembezogener Themenbereich stellt die gesunde Ernährung dar: Es werden Informationen zu einer bedarfsgerechten, vollwertigen Ernährung vermittelt, die Reflexion über eigene Ernährungsgewohnheiten angeregt, der Zusammenhang zwischen Ernährung und Wohlbefinden verdeutlicht sowie Verhaltensänderungen für

	den Erhalt bzw. für die Wiedergewinnung eines angemessenen Körpergewichts eingeleitet und begleitet. In einem weiteren Themenbereich „Bewegung" wird die gesundheitliche Bedeutung einer regelmäßigen Körperbewegung für das Herz-Kreislauf-System und die Ausbildung des Muskelapparats vermittelt sowie die Entwicklung eines individuellen Handlungsplans begleitet. Innerhalb der Stressbewältigung wird Zeitplanung und innerhalb des Themas „Umgang mit schlechten Stimmungen" wird die Formulierung positiver Gedanken und die Umformulierung negativer Gedanken geübt.
• Theoretischer Hintergrund	− Health-Belief-Modell − Theorie des geplanten Verhaltens − Die sozialkognitive Theorie der Selbstwirksamkeit
• Didaktik	− Life Skills − Selbstmanagementansatz − Dialogbogen − Rollenspiel − Spiel − Kreatives Gestalten − Tagebuch − Entspannung − Briefkolleg
Beschreibung der Materialien	Das Buch für Kursleiterinnen und Kursleiter beinhaltet eine Einführung in die A.C.T.-Methode, eine Beschreibung der Kursstunden und Lehrmaterialien zum Fotokopieren.
Dauer der Durchführung	Das Training besteht aus zwölf Sitzungen (zu je 90 Minuten). Bezieht die Kursleiterin bzw. der Kursleiter den Themenbereich „Gesunder Umgang mit und in der Natur" ein, sind 15 Sitzungen erforderlich. Die Sitzungen finden einmal wöchentlich statt, können aber auch in kürzeren Abständen abgehalten werden, das heißt jeden zweiten Tag oder mehrere Sitzungen an einem Wochenende. Nach dem Kurs wird ein so genanntes Brief-

Steckbrief 23

	kolleg angeboten, um die Lernerfolge zu verfestigen.
Qualifikation der Autorinnen/Autoren	Dieses Programm wurde in den USA und am Deutschen Institut für Internationale Pädagogische Forschung von Frau Barbara Hazard, Dr. phil. Dr. med., entwickelt. Sie studierte in Stanford, Oxford und Berlin unter anderem Medizin, Philosophie und Sozialwissenschaften und ist derzeit Consultant für Gesundheitsförderung in Australien. Frank Lehmann, Dr. med. MPH, ist Arzt für Allgemeinmedizin und derzeit Referatsleiter bei der Bundeszentrale für gesundheitliche Aufklärung.
Kosten des Angebots	Manual für Kursleiterinnen und Kursleiter: 44 Euro
Qualifikation der Durchführenden	
Fachliche und berufliche Voraussetzungen	Fachkräfte aus den Bereichen Medizin, Psychologie, Pädagogik, Oecotrophologie, Sportwissenschaft und Sozialpädagogik mit Erfahrung im Bereich der Leitung von Gruppenangeboten sowie einer spezifischen A.C.T.-Kursleiterschulung.
Angebot von Schulungen	Fortbildungsseminare für Kursleiter bietet die Gesundheitsberatung Köln e.V. an: Gesundheitsberatung Köln e.V. Melchiorstr. 21 50670 Köln Telefon: 0221/732 76 84 Fax: 0221/732 76 84 http://www.gbk.de
Erfolgskontrolle und Wirksamkeit	
Evaluationsstudien	Das Aktivierende Competenz Training wurde im Rahmen eines Modellversuchs (Prä-Post-Follow-up-Studie ohne nicht behandelte Kontrollgruppe) und vergleichend im Rahmen von zwei Versionen des Programms (mit oder ohne Selbstmanagementkomponente) untersucht. Die Stichprobe (n = 46) befand sich während des Inter-

	ventionszeitraumes in Kur, sodass Effekte nicht allein auf das Programm zurückgeführt werden können.
Wirksamkeit auf Lebens-kompetenz und andere Schutzfaktoren	Bei der Betrachtung der Gesamtgruppe der Teil-nehmerinnen und Teilnehmer (ohne Berücksich-tigung der verschiedenen Programmversionen) konnten signifikante Verbesserungen im Selbst-wertgefühl, der Kontrollüberzeugung, Bewälti-gungsfertigkeiten und Selbstmanagementfertig-keiten sowie der Erzeugung eines gesundheits-förderlichen sozialen Umfelds ein halbes Jahr nach Ende des Kuraufenthalts und Programms festgestellt werden. Vergleichende Analysen zu den beiden Programmversionen ergaben, dass zum Untersuchungsende nur für die Teilnehme-rinnen und Teilnehmer, die die Programmversion mit Selbstmanagementkomponente durchliefen, signifikante Verbesserungen im Hinblick auf die Selbstmanagementfertigkeiten nachgewiesen werden konnten. Diese hatten mehr konstruktive Bewältigungsfähigkeiten erworben.
Wirksamkeit auf Zielverhalten	In der Gesamtgruppe der Teilnehmerinnen und Teilnehmer stieg die gesundheitsbezogene Kom-petenzüberzeugung und Bewältigung von All-tagsproblemen an und war auch ein halbes Jahr nach Kurende höher als zu Beginn der Kur. Ebenso waren signifikante Verbesserungen in allen gemessenen Bereichen der seelischen Gesundheit festzustellen (Angst, Hilflosigkeit). Die Teilnehmerinnen und Teilnehmer hatten in vielen Bereichen gesundheitsgerechtere Einstel-lungen und Verhaltensweisen angenommen (vor allem in puncto Ernährung). Die vergleichenden Analysen zu den beiden Programmversionen zeigten, dass die Teilnehmerinnen und Teilneh-mer mit Selbstmanagementtraining im Hinblick auf gesundheitsrelevantes Verhalten deutlichere Verbesserungen aufwiesen – und zwar im Ernäh-rungsbereich, bei der Stressbewältigung sowie im Umgang mit anderen Menschen als die Teil-

	nehmerinnen und Teilnehmer ohne diese Programmkomponente. Keine differentiellen Unterschiede zeigten sich für die Bereiche Bewegung und Stimmungsmanagement. Evidenzgrad B (keine nichtbehandelte Kontrollgruppe)
Akzeptanz und Durchführbarkeit	Das Programm wird von den Teilnehmerinnen und Teilnehmern positiv beurteilt.
Stolpersteine und Fallstricke	–

Weiterführende Literatur

Hazard, B. P. (1994): Modellversuch zur Gesundheitsförderung am Kurort. Nomos Verlagsgesellschaft, Baden-Baden.

Hazard, B. P. (1992): Neue Ansätze in der Gesundheitsförderung am Kurort. Heilbad und Kurort, 11–12, 147–149.

Hazard, B. P. (1994): Gesundheitsförderung zur aktiven Vorsorge und Rehabilitation – Ansätze, Erfahrungen, Zukunftsaufgaben. Schriftenreihe „Gesellschaft und Bildung", Bd. 9. Nomos Verlag, Baden-Baden.

Hazard, B. P. (1994): Gesundheitsbildung als (kur-)ärztliche Aufgabe. In: W. Heipertz (Hrsg.): Kurs für Physikalische Medizin, Balneologie und medizinische Klimatologie, Schriftenreihe der Deutschen Akademie für Kurortwissenschaften und Rehabilitation, 4 (1), 4–13

Hazard, B. P. (1995): Motivation und Kompetenz: Aktivierendes Kompetenztraining (A.C.T.) als Instrument der Gesundheitsförderung. In: Krause, R. (Hrsg.): Gesundheitsförderung: Von der Projektplanung bis zur Evaluation. Handbuch zum Management in der Gesundheitsförderung. Gesundheits-Dialog Verlag, München, 161–200.

Hazard, B. P. (1995): The A.C.T. – Approach in Health Education. A pilot study of its Effecti-veness in Health Spa Treatment. In: Pratzel, H. (Ed.). Health Resort Medicine. I.S.M.H. Ver-lag, Geretsried, 69–75.

Hazard, B. P. (1995): Effektivität und Nachweis gesundheitsfördernder Maßnahmen: Zusammenfassende Betrachtung. In: Hazard, B. P., Renner, H. (Hrsg.): Effektivität und Nachweis gesundheitsfördernder Maßnahmen. HAGE-Verlag, Marburg, 75–79.

Steckbrief 24: Gruppentraining sozialer Kompetenzen

Autorinnen/Autoren, Titel	Hinsch, R., Pfingsten, U.: Gruppentraining sozialer Kompetenzen (GSK)
Verlag	Verlagsgruppe Beltz, Psychologie Verlags Union, Weinheim
Erscheinungsjahr	2002 (4., völlig neu bearbeitete Auflage)
ISBN	3-621-27501-0
Zielgruppe	Erwachsene mit sozialen Kompetenzproblemen; nach Modifikation ist der Einsatz bei weiteren klinischen und nichtklinischen Zielgruppen möglich
Zielverhalten	Abbau sozial inkompetenten Verhaltens
Setting	Ambulantes und stationäres Setting
Beschreibung des Angebots	
Inhalte und Methodik	
• Trainierte Lebens- kompetenzen nach WHO-Definition	
Selbstwahrnehmung	×
Empathie	×
Kreatives Denken	
Kritisches Denken	×
Entscheidungen treffen	
Problemlösungsfertigkeit	
Effektive Kommunikations- strategien	×
Interpersonale Beziehungs- fertigkeit	×
Gefühlsbewältigung	×
Stressbewältigung	
• Problemspezifische Inhalte	Im Laufe des Trainings wird die angemessene Bewältigung von drei verschiedenen Typen sozial herausfordernder Situationen eingeübt. Die drei Situationstypen sind durch das Vorherrschen verschiedener Ziele charakterisiert: 1. Rechte durchsetzen: Das Ziel besteht in der Erfüllung eigener Forderungen, die durch

	gesellschaftliche Normen und Konventionen legitimiert sind.
	2. Beziehungen: Das Ziel besteht in der Erfüllung von Forderungen durch nahe stehende Personen (zum Beispiel Partnerinnen und Partner, Freunde), für die keine rechtliche Legitimation besteht, sodass es gilt, einen Konsens zwischen den Beteiligten zu erzielen.
	3. Um Sympathie werben: Auch hier besteht das Ziel in der Erfüllung von Forderungen, für die keine rechtliche Legitimation besteht und bei denen eine erfolgreiche Bewältigung dadurch erreicht wird, dass die Interaktionspartnerinnen und -partner Sympathie gegenüber den Fordernden entwickeln.
• Theoretischer Hintergrund	Prozessmodell des Verhaltens in sozialen Situationen
• Didaktik	Bei einem Trainer bzw. einer Trainerin wird eine Gruppengröße von vier bis fünf Teilnehmenden empfohlen, bei zwei Trainern bzw. Trainerinnen eine Größe von acht bis zehn Teilnehmenden. – Rollenspiele – Videofeedbacks – Entspannung – Übungen im realen Leben/Hausaufgaben – Einsatz von Arbeitsbogen
Beschreibung der Materialien	Das Trainingsbuch beginnt einleitend mit einem theoretischen Hintergrund zur Einordnung des Begriffs „soziale Kompetenz" sowie zur Entstehung von und zur Erklärung für soziale Kompetenzprobleme. Es wird eine Übersicht über verschiedene Interventionsansätze gegeben und die Konzeption des Gruppentrainings sozialer Kompetenzen (GSK) dargestellt. Im zweiten Teil wird das allgemeine praktische Vorgehen beim GSK beschrieben und der Ablauf der einzelnen Sitzungen dargestellt. Des Weiteren beinhaltet das Trainingsbuch Materialien und Arbeitsblätter zur Umsetzung des Trainings, Maßnahmen zur Erfolgskontrolle und Anwendungsbeispiele bei ver-

	schiedenen Klientengruppen. Alle Arbeitspapiere befinden sich auf einer beiliegenden CD-ROM. Weitere Informationen und Materialien – u. a. auch zur Verwendung des GSK bei spezifischen Klientengruppen – können über das Internet (www.gsk-training.de) bezogen werden.
Dauer der Durchführung	Das Training besteht aus sieben Sitzungen (zu je 150–180 Minuten). Die Sitzungsdauer ist u. a. abhängig von der Gruppengröße, der Gruppen-zusammensetzung und der Zielgruppe. Es sollten ein bis zwei Sitzungen pro Woche stattfinden.
Qualifikation der Autoren	Dr. Rüdiger Hinsch, Dipl.-Psych., Berlin, arbeitet als Trainer und in der Trainerausbildung. Dr. Ulrich Pfingsten ist Dozent an der Universität Bielefeld, Fakultät für Psychologie und Sport-wissenschaft.
Kosten des Angebots	Trainingshandbuch: 49,90 Euro

Qualifikation der Durchführenden

Fachliche und berufliche Voraussetzungen	–
Angebot von Schulungen	Es werden Fortbildungsveranstaltungen und Workshops für Trainer und Trainerinnen angebo-ten. Informationen hierzu befinden sich auf der Website www.gsk-training.de.

Erfolgskontrolle und Wirksamkeit

Evaluationsstudien	Es werden Wirksamkeitsstudien mit unterschied-lichen Stichproben berichtet: Erwachsene mit sozialen Kompetenzproblemen ($n = 52$), Studen-tinnen und Studenten mit sozialen Kompetenz-problemen ($n = 19$) und Jugendliche ($n = 13$ bzw. $n = 19$). An dieser Stelle wird auf die Stu-die mit den erwachsenen Zielpersonen näher ein-gegangen. Es handelt sich um eine Untersuchung mit Prä-Postdesign mit Follow-up-Erhebung, die 14 bis 27 Monate nach Trainingsende stattfand.
Wirksamkeit auf Lebenskompetenz und andere Schutzfaktoren	–

Steckbrief 24

Wirksamkeit auf Zielverhalten	Im Posttest fürchteten sich die Teilnehmerinnen und Teilnehmer weniger vor Kritik anderer und vor Misserfolg in sozialen Beziehungen, hatten weniger Angst vor Kontakten mit anderen Menschen, trauten sich, eher Forderungen zu stellen und sich von den Forderungen anderer abzugrenzen, fühlten sich in sozialen Kontakten weniger durch Schuldgefühle und Skrupel eingeschränkt. Sie führten Erfolg eher auf eigene Fähigkeiten und weniger auf Ursachen außerhalb ihres Einflussbereiches zurück. Misserfolg begründeten sie weniger durch eigene Unfähigkeit. Insgesamt fühlten sich die Probanden psychisch weniger belastet. Die Follow-up-Erhebung bestätigt diese Befunde. Evidenzgrad C
Akzeptanz und Durchführbarkeit	–
Stolpersteine und Fallstricke	–

Steckbrief 25: Kompetenztraining für Seniorengruppen

Autorinnen/Autoren, Titel	Oswald, W. D., Gunzelmann, T.: Kompetenz-training – Ein Programm für Seniorengruppen
Verlag	Hogrefe Verlag, Göttingen
Erscheinungsjahr	2001 (3., ergänzte Auflage)
ISBN	3-8017-1470-5
Zielgruppe	Seniorinnen und Senioren mit altersgemäßen kognitiven Leistungen ohne klinische Auffällig-keiten
Zielverhalten	Förderung von Fertigkeiten zur Bewältigung von Alltagsanforderungen und zur Erhaltung der Selbstständigkeit
Setting	Ambulantes und stationäres Setting
Beschreibung des Angebots	
Inhalte und Methodik	
• Trainierte Lebens-kompetenzen nach WHO-Definition	
Selbstwahrnehmung	×
Empathie	
Kreatives Denken	
Kritisches Denken	×
Entscheidungen treffen	
Problemlösungsfertigkeit	×
Effektive Kommunikations-strategien	×
Interpersonale Beziehungs-fertigkeit	×
Gefühlsbewältigung	×
Stressbewältigung	
• Problemspezifische Inhalte	Es werden Wissen und Strategien vermittelt, da-mit ältere Menschen altersbedingte Veränderun-gen kompensieren können, die nicht direkt be-einflussbar oder nicht reversibel sind. Es werden Informationen zu körperlichen und kognitiven Alterungsprozessen vermittelt, Möglichkeiten technischer Hilfen im Haushalt sowie die allge-

	meine Wohnsituation besprochen; darüber hinaus wird die richtige Ernährung im Alter behandelt. Weitere Themen sind: Pflegebedürftigkeit im Alter, Krankheitsbewältigung und Medikamenteneinnahme, menschenwürdiges Sterben, Trauerarbeit sowie regionale Hilfsdienste. Die eigenen Handlungsmöglichkeiten werden herausgearbeitet und personale Ressourcen gestärkt.
• Theoretischer Hintergrund	— Gerontologische Grundlagenforschung über Alterungsprozesse der Person und ihrer Lebensumwelt — Stärkung von Ressourcen
• Didaktik	Das Training wird in Gruppen von bis zu 20 Teilnehmerinnen und Teilnehmern durchgeführt. Je nach Bedarf der Teilnehmerinnen und Teilnehmer können die Trainingsthemen in ihrer Abfolge variiert und flexibel gehandhabt werden (Baukasten). Das Training sollte von zwei Gruppenleiterinnen und -leitern durchgeführt werden. Dabei wäre die Zugehörigkeit zu zwei verschiedenen Berufsgruppen mit psychologisch-pädagogischer Orientierung und einem medizinisch-pflegerischen Schwerpunkt wünschenswert. — Spiele/Wahrnehmungsübungen — Paargespräche/Gruppengespräche — Informationsvermittlung/Vortrag — Selbstbeobachtung/Ernährungsprotokoll — Exkursionen (Besichtigung von altersgerechten Musterwohnungen) — Kleingruppenarbeit — Diskussionen — Rollenspiele — Hausaufgaben/„Anregungen für zu Hause"
Beschreibung der Materialien	Die Trainingsmaterialien liegen in Buchform vor. Im ersten Teil des Buches wird der theoretische Hintergrund des Kompetenztrainings dargestellt. Der zweite Teil leitet auf die Umsetzung, den Aufbau und Ablauf des Trainings hin. Im dritten Teil werden die einzelnen kompletten Trainingseinheiten sowie die Materialien be-

	schrieben. Es liegen ausführliche Informationen für die Gruppenleiterin und den Gruppenleiter vor sowie verschiedene Materialien für die Teilnehmer und Teilnehmerinnen, beispielsweise inhaltliche Zusammenfassungen, Literaturhinweise, Checklisten und Anregungen für die selbstständige Weiterarbeit zu Hause. Neben diesem Kompetenztraining liegen weitere Veröffentlichungen zur Verbesserung der Gedächtnisleistung sowie zur psychomotorischen Förderung vor.
Dauer der Durchführung	Das Training besteht aus 20 Einheiten mit einer durchschnittlichen Dauer von ca. 120 Minuten. Dies ist eine grobe Zeitangabe, die in Abhängigkeit von der Zahl der Teilnehmerinnen und Teilnehmer und dem Verlauf der Gruppenarbeit bzw. -diskussion variieren kann.
Qualifikation der Autorinnen/Autoren	Das Programm wurde an der Universität Erlangen-Nürnberg am Institut für Psychogerontologie entwickelt.
Kosten des Angebots	Trainingsbuch: 59,95 Euro
Qualifikation der Durchführenden	
Fachliche und berufliche Voraussetzungen	Fachkräfte aus den Bereichen Gerontologie, Psychologie, Sozialarbeit sowie Leiterinnen und Leiter von Altersheimen und Dozentinnen bzw. Dozenten von Volkshochschulen
Angebot von Schulungen	–
Erfolgskontrolle und Wirksamkeit	
Evaluationsstudien	Im Rahmen der so genannten SIMA-Studie wurde das Kompetenztraining bei Testpersonen im Alter zwischen 75 und 93 Jahren untersucht. Es handelte sich um eine randomisierte Interventionsstudie mit Kontrollgruppendesign und verschiedenen Experimentalbedingungen (nur Kompetenztraining, nur Gedächtnistraining, nur psychomotorisches Training, Kombination von psychomotorischen und Gedächtnistraining, Kombination von psychomotorischen und Kom-

Steckbrief 25

	petenztraining). Eine Follow-up-Untersuchung erfolgte nach fünf Jahren.
Wirksamkeit auf Lebenskompetenz und andere Schutzfaktoren	–
Wirksamkeit auf Zielverhalten	Teilnehmerinnen und Teilnehmer des einfachen Kompetenztrainings zeichneten sich gegenüber der Kontrollgruppe unmittelbar nach Abschluss des Trainings durch eine bessere Alltagsbewälti-gung aus. In Kombination mit dem psychomoto-rischen Training erwies sich das Kompetenztrai-ning als langfristig stabilisierend im Hinblick auf die Alltagsbewältigung, die subjektiv einge-schätzte Gesundheit und die Unabhängigkeit von Hilfen. Keine Effekte wurden auf den kogniti-ven, somatischen, psychomotorischen und psy-chopathologischen Status sowie die Ernährungs-qualität, die Befindlichkeit und das subjektive Alter festgestellt. Evidenzgrad A
Akzeptanz und Durchführbarkeit	Es waren 62,4 % der Teilnehmerinnen und Teil-nehmer „sehr zufrieden" und 34,1 % „zufrieden" mit dem Training. Den persönlichen Nutzen durch das Programm bewerteten die Teilnehmer und Teilnehmerinnen durchschnittlich mit der Schulnote „gut" (2,2).
Stolpersteine und Fallstricke	–

Weiterführende Literatur

Gaßmann, K. G., Lang, E., Oswald, W. D., Hagen, B., Rupprecht, R. (1999): Bedingungen der Erhaltung und Förderung von Selbstständigkeit im höheren Lebensalter (SIMA) – Teil XIII: Verlaufsanalyse der Gesundheit. Zeitschrift für Gerontopsychologie und -psychiatrie, 12 (4), 205–226.

Oswald, W. D., Hagen, B., Rupprecht, R., Gunzelmann, T. (2002): Bedingungen der Erhaltung und Förderung von Selbstständigkeit im höheren Lebensalter (SIMA) – Teil XVII: Zusammenfassende Darstellung der langfristigen Trainingseffekte. Zeitschrift für Gerontopsychologie und -psychiatrie, 15 (1), 13–31.

Weitere Trainings

Baumann, H., Leye, M. (Hrsg.) (1995): Das SIMA-Projekt: Psychomotorisches Training – Ein Programm für Seniorengruppen. Hogrefe Verlag, Göttingen.

Oswald. W. D. (Hrsg.) (1998): Das SIMA-Projekt: Gedächtnistraining. Ein Programm für Seniorengruppen (2. Aufl.). Hogrefe Verlag, Göttingen.

6.2 Verzeichnis der nicht eingeschlossenen Programme

In Tabelle 10 auf Seite 190–193 werden Programme vorgestellt, für die kein publiziertes oder öffentlich zugängliches Manual existiert. Tabelle 11 auf Seite 194 stellt Programme vor, für die keine Wirksamkeitsprüfung vorliegt.

Zielverhalten	Zielgruppe	Programmname
Suchtprävention	Schülerinnen und Schüler der 6. bis 10. Klasse	Berliner Programm zur Suchtprävention an der Schule (BESS)
Suchtprävention	Schülerinnen und Schüler der 5. bis 7. Klasse	Bielefelder Suchtpräventionsprogramm
Suchtprävention	Schülerinnen und Schüler der 5. Klasse	IPSY (Information + Psychosoziale Kompetenz = Schutz)
Suchtprävention	Schülerinnen und Schüler der 6. bis 8. Klasse	Ich bin ich
Suchtprävention	Vor- und Grundschulkinder	Vorbeugen ist besser als heilen – Vorbeugen ist billiger als heilen
Suchtprävention	Grundschülerinnen und Grundschüler	Kinder stark machen
Sucht- und Gewaltprävention	Kindergartenkinder	Papilio
Sucht- und Gewaltprävention	Grundschülerinnen und Grundschüler der 3. und 4. Klasse	Das kleine Ich bin ich
Sucht- und Gewaltprävention	Schülerinnen und Schüler der 5. und 6. Klasse	Die Expedition
Sucht- und Gewaltprävention	Schülerinnen und Schüler der 8. und 9. Klasse	Auf die coole Tour – Ich entdecke mich selbst!

Fortsetzung auf Seite 192

6. Kommentierte Übersicht über die Programme

Quelle/Publikationen/Manual	Status: Wirksamkeitsnachweis
Mittag, W., Jerusalem, M. (1999a): Gesundheitsförderung bei Kindern und Jugendlichen. In: Röhrle, B., Sommer, G. (Hrsg.): Prävention und Gesundheitsförderung. dgvt-Verlag, Tübingen, 161–179.	Wirksamkeitsprüfung mit quasi-experimentellem Design mit Experimental- und Kontrollgruppen
Leppin, A., Freitag, M., Pieper, E., Szirmak, Z., Hurrelmann, K. (1998): Schulische Prävention vor Alkoholkonsum bei jüngeren Jugendlichen: Die Rolle situativer und personaler Bedingungsfaktoren für die Entwicklung von Konsumintentionen. Kindheit und Entwicklung, 7, 239–243.	Wirksamkeitsprüfung mit quasi-experimentellem Design mit Experimental- und Kontrollgruppen
Lehrstuhl für Entwicklungspsychologie am Institut für Psychologie der Friedrich-Schiller-Universität Jena	Abgeschlossene Pilotstudie; Wirksamkeitsstudie hat begonnen
Fachstelle für Suchtprävention des Zentrums für Jugendberatung und Suchthilfe für den Hochtaunuskreis, Bad Homburg	Befragung der teilnehmenden Schülerinnen und Schüler bzw. Lehrerinnen und Lehrer
Trägerschaft durch das Gesundheitsamt des Landkreises Oder-Spree	Modellprojekt; wissenschaftliche Begleitung durch das Institut für angewandte Familien-, Kindheits- und Jugendforschung an der Universität Potsdam (bis ca. 2006)
Gesundheitsförderung und Prävention Enzkreis – Stadt Pforzheim	Befragung der teilnehmenden Lehrer und Lehrerinnen
Kooperationsprojekt von: – Beta Institut für sozialmedizinische Forschung und Entwicklung – Zentrum für Klinische Psychologie und Rehabilitation der Universität Bremen – Philosophische Fakultät I der Universität Augsburg	Modellprojekt; Evaluationsstudie läuft voraussichtlich bis 2005
Fachstelle für Suchtprävention im Zentrum für Jugendberatung und Suchthilfe im Main-Taunus-Kreis	Befragung der teilnehmenden Schülerinnen und Schüler bzw. Lehrerinnen und Lehrer
Fachstelle für Suchtprävention im Zentrum für Jugendberatung und Suchthilfe im Main-Taunus-Kreis	Keine Angaben
Fachstelle für Suchtprävention im Zentrum für Jugendberatung und Suchthilfe im Main-Taunus-Kreis	Keine Angaben

Fortsetzung auf Seite 193

Zielverhalten	Zielgruppe	Programmname
Prävention dissozialen Verhaltens	Vor- und Grundschulkinder (4–7 Jahre)	Ich kann Probleme lösen
Geschlechtsorientierte Gesundheitsförderung	Schülerinnen und Schüler der 7. Klasse	Stark im Leben. Geschlechtergerechte Gesundheitsförderung
Prävention von Essstörungen	Schülerinnen und Schüler der 6. Klasse (11 bis 12 Jahre)	(unbenannt)
Prävention von Essstörungen	Kindergartenkinder	Leibeslust – Lebenslust

Tab. 10: Programme ohne publiziertes oder öffentlich zugängliches Manual

Quelle/Publikationen/Manual	Status: Wirksamkeitsnachweis
Institut für Psychologie I, Universität Erlangen-Nürnberg	Beelmann, A. (2004): Förderung sozialer Kompetenzen im Kindergarten: Evaluation eines sozialen Problemlösetrainings zur universellen Prävention dissozialer Verhaltensprobleme. Kindheit und Entwicklung, 13, 114–122.
Hinz, A.: Das Projekt „Stark im Leben. Geschlechtergerechte Gesundheitsförderung". Entwicklung, Implementation und Evaluation einer Unterrichtseinheit in Klasse 7. In: Landesinstitut für Erziehung und Unterricht (Hrsg.): Suchtvorbeugung, Gesundheitsförderung, Lebenskompetenzen. Eine Handreichung für die Lehrerinnen und Lehrer für Informationen zur Suchtprävention in Baden-Württemberg (S. 65–76). Landesinstitut für Erziehung und Unterricht, Stuttgart.	Wirksamkeitsprüfung mit quasi-experimentellem Design mit Experimental- und Kontrollgruppen
Dannigkeit, N., Köster, G., Tuschen-Caffier, B. (2002): In: Röhrle, B. (Hrsg.): Prävention und Gesundheit, Band 2. DGVT Verlag, Tübingen, 151–171.	Pilotstudie; Köster, G., Dannigkeit, N., Tuschen-Caffier, B. (2001): Prävention von Essstörungen: Wirksamkeit eines Trainingsprogramms an Schulen. Zeitschrift für Gesundheitspsychologie, 9, 147–157.
Deutsche Gesellschaft für Ernährung e.V., Sektion Schleswig-Holstein Landesvereinigung für Gesundheitsförderung in Schleswig-Holstein	Pilotphase abgeschlossen

Zielverhalten	Zielgruppe	Programmname	Manual/Quelle
Förderung des Sozialverhaltens	Grundschülerinnen und Grundschüler	Achtsamkeit und Anerkennung	Kahlert, J., Sigel, R., Göb, M., Kajanne, M., Rechtenbacher, B. et al. (2002): Achtsamkeit und Anerkennung. BZgA, Köln.
Prävention des Tabakkonsums	Schülerinnen und Schüler der 6. Klasse	egodidakt	www.egodidakt.de Elternbeirat am Ignaz-Günther-Gymnasium, Prinzregentenstr. 32–34, 83022 Rosenheim
Suchtprävention	12- bis 16-Jährige	Kids for Kids	Landesvereinigung für Gesundheitsförderung Thüringen e.V. – Agethur (Hrsg.) (2003): Kids for Kids-Manual. Agethur, Weimar.
Suchtprävention	Schülerinnen und Schüler der 8. oder 9. Klasse	Auf der Suche nach ...	Proissl, E. und Waibel, U. (2002): „Auf der Suche nach ..." – Das Schülermultiplikatorenseminar. Materialien zur Gesundheitsreihe. LZG-Schriftenreihe Nr. 46. Landeszentrale für Gesundheitsförderung in Rheinland-Pfalz.
Ganzheitliche Gesundheitsförderung	Kindertagesstätten	Gesunde Kindertagesstätte – Erleben und gestalten	Landesvereinigung für Gesundheitsförderung Thüringen e.V. – Agethur (Hrsg.) (2003): Gesunde Kindertagesstätte – Erleben und gestalten (2., überarb. und erw. Aufl.). Agethur, Weimar.
Prävention von sexuellem Missbrauch, Gewalt und Sucht	Grundschülerinnen und Grundschüler der 3. Klasse	Echt stark	Manual zu beziehen bei: Pfiffigunde e.V., Dammstr. 15, 74076 Heilbronn
Aids-Prävention	Schülerinnen und Schüler der 7. bis 10. Klasse	LIZA – Leben in Zeiten von Aids	Kultusministerium Bayern

Tab. 11: Programme ohne Wirksamkeitsprüfung

# 7. Literatur

Ahrens-Eipper, S., Leplow, B. (2003): Mutig werden mit Til Tiger. Ein Trainingsprogramm für sozial unsichere Kinder. Hogrefe Verlag, Göttingen.

Bandura, A. (1997): Self-efficacy: The exercise of control. Freeman, New York.

Beelmann, A., Pfingsten, U., Lösel, F. (1994): Effects of training social competence in children: a meta-analysis of recent evaluation studies. Journal of Clinical Child Psychology, 23, 260–271.

Berg, I. K., Miller, S. (1993): Kurzzeittherapie bei Alkoholproblemen. Ein lösungsorientierter Ansatz. Carl Auer Verlag, Heidelberg.

Bodenmann, G. (2001): Stress und Partnerschaft. Gemeinsam den Alltag bewältigen. Huber Verlag, Bern.

Boer, H., Seydel, E. (1996): Protection motivation theory. In: Conner, M., Norman, P. (Eds.): Predicting health behavior. Open University Press, Buckingham, 121–162.

Browne, G., Gafni, A., Roberts, J., Byrne, C., Majumdar, B. (2004): Effective/efficient mental health programs for school-aged children: a synthesis of reviews. Social Science & Medicine, 58, 1367–1384.

Bundeszentrale für gesundheitliche Aufklärung (Hrsg.) (2003): Zeitbegriffe der Gesundheitsförderung, 4., überarb. Auflage. Verlag Peter Sabo, Schwabheim an der Selz.

Crick, N. R., Dodge, K. A. (1994): A review and reformulation of social information processing. Mechanisms in chilkdren's social adjustment. Psychological Bulletin, 115, 74–101.

Cuijpers, P. (2002): Effective ingredients of school-based drug prevention programs: a systematic review. Addictive Behaviors, 27, 1009–1023.

De Shazer, S. (1985): Der Dreh. Überraschende Wendungen und Lösungen in der Kurzzeittherapie. Carl Auer Verlag, Heidelberg.

Dodge, A. (1993): Social-cognitive mechanisms in the development of conduct disorders and depression. Annual Review of Psychology, 44, 559–584.

Durlak, J., Wells, A. (1997): Primary prevention mental health programs for children and adolescents: A meta-analytic review. American Journal of Community Psychology, 25, 115–152.

Engl, J., Thurmaier, F. (2000): Wie redest du mit mir? Fehler und Möglichkeiten in der Paarkommunikation, 10. Aufl. Herder Verlag, Freiburg.

Faller, K., Kernkte, W., Wackmann, M. (1995): Konflikte selber lösen. Verlag an der Ruhr, Mülheim.

Franzkowiak, P. (2003): Salutogenetische Perspektive. In: Bundeszentrale für gesundheitliche Aufklärung BZgA (Hrsg.): Leitbegriffe der Gesundheitsförderung, 4., überarb. Aufl. Verlag Peter Sabo, Schwabenheim an der Selz, 198–200.

Greenberg, M. T., Domitrovich, C., Bumbarger, B. (2001): The prevention of mental disorders in school-aged children: current state of the field. Prevention & Treatment, 4 Article 1. Verfügbar unter: http://journals.apa.org/prevention/volume4/pre0040001a.html. [14.09.04]

Greenberg, M. T., Weissberg, R. P., O'Brien, M. U., Zins, J. E., Fredericks, L., Resnik, H., Elias, M. J. (2003): Enhancing school-based prevention and youth development through coordinated social, emotional and academic learning. American Psychologist, 58 (6/7), 466–474.

Henrich, C., Brown, J., Aber, J. L. (1999): Evaluating the effectiveness of school-based violence prevention: developmental approaches. Social Policy Report, 8, 1–18.

Heinrichts, N., Saßmann, H., Hahlweg, K., Perrez, M. (2002): Prävention kindlicher Verhaltensstörungen. Psychologische Rundschau, 53 (4), 170–133.

Hurrelmann, K., Klotz, T., Haisch, J. (2004): Einführung: Krankheitsprävention und Gesundheitsförderung. In: Hurrelmann, K., Klotz, T., Haisch, J. (Hrsg.): Lehrbuch Prävention und Gesundheitsförderung, S. 11–19. Hans Huber Verlag, Bern.

Institute of Medicine (1994): Reducing risks for mental disorders: frontier for preventive intervention research. National Academy Press, Washington, DC.

Jerusalem, M. (2001): Empirisch evaluierte Maßnahmen zur Gesundheitsförderung, Prävention und Rehabilitation. Zeitschrift für Gesundheitspsychologie, 9 (2), 67–83.

Jerusalem, M., Mittag, W. (1997): Schulische Gesundheitsförderung: Differentielle Wirkungen eines Interventionsprogramms. Unterrichtswissenschaft, 25, 133–149.

Jessor, R. (2001): Problem-Behavior Theory. In: Raithel, J. (Hrsg.): Risikoverhaltensweisen Jugendlicher. Verlag Leske und Budrich, Opladen, 61–78.

Jessor, R., Jessor, S. L. (1977): Problem behavior and psychosocial development. Academic Press, New York.

Jugert, G., Rehder, A., Notz, P., Petermann, F. (2004): Soziale Kompetenz bei Jugendlichen. Juventa Verlag, Weinheim.

Kaba-Schönstein, L. (2003): Gesundheitsförderung I: Definition, Ziele, Prinzipien, Handlungsfelder und -strategien. In: Bundeszentrale für gesundheitliche Aufklärung BZgA (Hrsg.): Leitbegriffe der Gesundheitsförderung. Verlag Peter Sabo, Schwabenheim an der Selz, 73–78.

Kalke, P., Raschke, P., Kern, W., Lagemann, C., Frahm, H. (2004): Handbuch der Suchtprävention. Lambertus-Verlag, Freiburg im Breisgau.

Kaluza, G. (1996): Gelassen und sicher im Stress – Psychologisches Programm zur Gesundheitsförderung. Springer-Verlag, Berlin.

Klein-Heßling, J., Lohaus, A. (2000): Stresstraining für Kinder im Grundschulalter. Hogrefe Verlag, Göttingen.

Kröger, C. (2000): Raucherentwöhnung in Deutschland. Grundlagen und kommentierte Übersicht. Gesundheitsförderung konkret, Band 2. Bundeszentrale für gesundheitliche Aufklärung BZgA, Köln.

Leppin, A., Freitag, M., Pieper, E., Szirmak, Z., Hurrelmann, K. (1998): Schulische Prävention von Alkoholkonsum bei jüngeren Jugendlichen: Die Rolle situativer und personaler Bedingungsfaktoren für die Entwicklung von Konsumintentionen. Kindheit und Entwicklung, 7, 239–243.

Leppin, A., Pieper, E., Szirmak, E., Freitag, M., Hurrelmann, K. (1999): Prävention auf den zweiten und dritten Blick: Differentielle Effekte eines kompetenzorientierten Suchtpräventionsprogramms. In: Kolip, P. (Hrsg.): Programme gegen Sucht. Internationale Ansätze zur Suchtprävention im Jugendalter. Juventa Verlag, Weinheim, 215–234.

Lösel, R., Beelmann, A. (2003): Effects of Child Skills Training in preventing antisocial behavior: a systematic review of randomised evaluations. The Annals of the American Academy of political and Social Science, 587, 84–109.

Lübben, K., Pfingsten, U. (1999): Soziale Kompetenztrainings als Intervention für sozial unsichere Kinder. In: Margraf, J., Rudolf, K. (Hrsg.): Soziale Kompetenz – Soziale Phobie. Schneider Verlag, Hohengehren, 145–169.

Luthar, S., Cicchetti, D., Becker, B. (2000): The construct of resilience: a critical evaluation and guidelines für future work. Child Development, 71, 543–562.

Maiwald, E., Reese, A. (2000): Effektivität suchtpräventiver Lebenskompetenzprogramme – Ergebnisse deutscher Evaluationsstudien. Sucht aktuell, 1, 8–12.

Mittag, W., Jerusalem, M. (1998): Gesundheitsförderung in der Schule: Evaluation eines Interventionsprogrammes zur Alkoholprävention. In: M. Beck (Hrsg.): Evaluation als Maßnahme der Qualitätssicherung: Pädagogisch-psychologische Intervention auf dem Prüfstand. DGVT-Verlag, Tübingen, 121–144.

Mittag, W., Jerusalem, M. (1999a): Gesundheitsförderung bei Kindern und Jugendlichen. In: Röhrle, B., Sommer, G. (Hrsg.): Prävention und Gesundheitsförderung. DGVT-Verlag, Tübingen, 161–179.

Mittag, W., Jerusalem, M. (1999b): Determinanten des Rauchverhaltens bei Jugendlichen und Transfereffekte eines schulischen Gesundheitsprogrammes. Zeitschrift für Gesundheitspsychologie, 7, 183–202.

Olweus, D. (2002): Gewalt in der Schule. Was Lehrer und Eltern wissen sollten – und tun können, 3., korr. Aufl. Verlag Hans Huber, Bern.

Petermann, F., Petermann, U. (2005): Training mit aggressiven Kindern, 11., völlig veränd. Aufl. Psychologie Verlags Union, Weinheim.

Petermann, U., Petermann, F. (2003): Training mit sozial unsicheren Kindern, 8., völlig veränderte Aufl. Psychologie Verlags Union, Weinheim.

Pieper, E., Szirmak, E., Leppin, A., Freitag, M., Hurrelmann, K. (1999): Suchtprävention im schulischen Alltag – Das Bielefelder Suchtpräventionsprogramm. In: Pädagogik, Bd. 3. Juventa Verlag, Weinheim, 40–44.

Pössel, P., Hautzinger, M. (2003): Prävention von Depression bei Kindern und Jugendlichen. Kindheit und Entwicklung, 12 (3), 154–163.

Reese, A., Silbereisen, R. K. (2001): Allgemeine versus spezifische Primärprävention von jugendlichem Risikoverhalten. In: Freund, T., Lindner, W. (Hrsg.): Prävention. Verlag Leske und Budrich, Opladen, 139–162.

Reinecker, H. (1994): Grundlagen der Verhaltenstherapie. PVU, Weinheim.

Reschke, K., Schröder, H. (2000): Optimistisch den Stress meistern. DGVT-Verlag, Tübingen.

Sanders, M. R. (1999): The Triple P – Positive Parenting Program: Towards an empirically validated multilevel parenting and family supporting strategy for the prevention and strategy for the prevention and treatment of child behaviour and emotional problems. Child and Family Psychology Review, 2, 71–90.

Schick, A., Ott, I. (2002): Gewaltprävention an Schulen – Ansätze und Ergebnisse. Praxis der Kinderpsychologie und Kinderpsychiatrie, 51, 766–791.

Schwarzer, R. (1992): Self-efficacy in the adoption and maintenance of health behaviors: Theoretical approaches and a new model. In: Schwarzer, R. (Ed.): Self-efficacy: Thought control of action. Hemisphere, Washington, 217–242.

Seibt, A. (2003): Theorie des rationalen Handelns und Theorie des geplanten Verhaltens. In: Bundeszentrale für gesundheitliche Aufklärung BZgA (Hrsg.): Leitbegriffe der Gesundheitsförderung, 4., überarb. Aufl. Verlag Peter Sabo, Schwabenheim an der Selz, 231–232.

Tennstädt, K.-C., Krause, F., Humpert, W., Dann, H.-D. (1994): Das Konstanzer Trainingsmodell (KTM). Band 1: Trainingshandbuch (Nachdruck der 2. Auflage). Verlag Hans Huber, Bern.

Thurmaier, F. (1997): Ehevorbereitung – Ein Partnerschaftliches Lernprogramm (EPL). Methodik, Inhalte und Effektivität eines präventiven Paarkommunikationstrainings. Institut für Kommunikationstherapie e.V., München.

Tobler, N., Roona, M., Ochshorn, P., Marshall, D., Streke, A., Stackpole, K. (2000): School-based adolescent drug prevention programs: 1998 meta-analysis. The Journal of Primary Prevention, 20, 275–336.

Trauer, T., Duckmanton R. A., Chiu E. (1995): The Life Skills Profile: a study of its psychometric properties. Aust N Z J Psychiatry, 29 (3), 492–499.

Ullrich, R., de Muynck, R. (2001): Das Assertiveness-Training-Programm (ATP). Anleitung für den Therapeuten. Einübung von Selbstvertrauen und sozialer Kompetenz. Pfeiffer Verlag, München.

Verbeek, D., Petermann, F. (1999): Gewaltprävention in der Schule. Ein Überblick. Zeitschrift für Gesundheitspsychologie, 7 (3), 133–146.

von Kardorff, E. (2003): Kompetenzförderung als Strategie der Gesundheitsförderung. In: Bundeszentrale für gesundheitliche Aufklärung BZgA (Hrsg.): Leitbegriffe der Gesundheitsförderung, 4., überarb. Aufl. Verlag Peter Sabo, Schwabenheim an der Selz, 134–137.

Walker, J. (2001): Mediation in der Schule. Konflikte lösen in der Sekundarstufe I. Cornelsen Verlag, Berlin.

Warschburger, P., Petermann, F., Fromme, C., Wojtalla, N. (1999): Adipositastraining mit Kindern und Jugendlichen. Psychologie Verlags Union, Weinheim.

World Health Organization (Hrsg.) (1994): Life Skills Education in schools. WHO, Genf.

World Health Organization (Hrsg.) (1996): Life Skills Education-Planning for research. WHO, Genf.

7.1 Literatur eingeschlossene Programme

Ahrens-Eipper, S., Aßhauer, M., Burow, F., Weiglhofer, H. (2002): Fit und stark fürs Leben. 5. und 6. Schuljahr. Prävention des Rauchens durch Persönlichkeitsförderung. Ernst Klett Verlag, Stuttgart.

Aßhauer, M., Burow, F., Hanewinkel, R. (1999): Fit und stark fürs Leben. 3. und 4. Schuljahr. Persönlichkeitsförderung zur Prävention von Aggression, Streß und Sucht. Ernst Klett Verlag, Stuttgart.

Atherton, C., Wiborg, G., Burchardt, E., Hanewinkel, R. (2002): Eigenständig werden. Unterrichtsprogramm für die Klassenstufen 1–6. Mentor Stiftung.

Barrett, P., Webster, H., Turner, C. (2003): FREUNDE für Kinder. Ernst Reinhardt Verlag, München.

Bäuerle, D., Israel, G., Rasel, D. (2001): Band I: Konzeption, fachliche Grundlagen, Rechtsaspekte. Landesinstitut für Schule und Weiterbildung, Nordrhein-Westfalen.

Burow, F., Aßhauer, M., Hanewinkel, R. (1998): Fit und stark fürs Leben. 1. und 2. Schuljahr. Persönlichkeitsförderung zur Prävention von Aggression, Rauchen und Sucht. Ernst Klett Verlag, Stuttgart.

Cierpka, M. (1999): FAUSTLOS – Ein Curriculum zur Prävention von aggressivem und gewaltbereitem Verhalten bei Kindern (Klasse 1–3). Hogrefe Verlag, Göttingen.

Cierpka, M., Schick, A., Ott, I., Egloff, G. (2002): FAUSTLOS – Ein Curriculum zur Prävention von aggressivem und gewaltbereitem Verhalten für den Kindergarten. Heidelberger Präventionszentrum, Heidelberg.

Dlugosch, G., Krieger, W. (2004): Wege zum Wohlbefinden – Mit gesunder Ernährung und Bewegung der Lebensfreude auf der Spur. Zentrum für empirische pädagogische Forschung, Universität Koblenz-Landau.

Freitag, M., Kähnert, H. (1998): Suchtprävention: Das Ecstasy-Projekt. Verlag an der Ruhr, Mülheim.

Hazard, B. P. unter Mitarbeit von Lehmann, F. (1997): A.C.T. Aktivierendes Competenz Training. Neue Wege in der Gesundheitsförderung. Deutscher Studien Verlag, Weinheim.

Hinsch, R., Pfingsten, U. (2002): Gruppentraining sozialer Kompetenzen, 4., völlig neu bearbeitete Auflage. Verlagsgruppe PVU/Beltz, Weinheim.

Institut für Qualitätsentwicklung an Schulen – Schleswig-Holstein, Rat für Kriminalverhütung in Schleswig-Holstein, Weisser Ring (Hrsg.) (2001): Prävention im Team in der Grundschule (PIT-II). IQSH, Kronshagen.

Institut für Qualitätsentwicklung an Schulen – Schleswig-Holstein, Rat für Kriminalverhütung in Schleswig-Holstein, Weisser Ring (Hrsg.) (2002): Prävention im Team (PIT-I). IQSH, Kronshagen.

Israel, G., Hoff-Reßmeyer, R., Posse, N., Sieverding, U., Titze, B. (2001): Band II: Suchtvorbeugung im Unterricht (Unterrichtsbaukasten), Beratung, Elternarbeit. Landesinstitut für Schule und Weiterbildung, Nordrhein-Westfalen.

Jugert, G., Rehder, A., Notz, P., Petermann, F. (2002): Fit for Life. Juventa Verlag, Weinheim.

Junge, J., Neumer, S., Manz, R., Margraf, J. (2002): Gesundheit und Optimismus (GO). Ein Trainingsprogramm für Jugendliche. Verlagsgruppe PVU/Beltz, Weinheim.

Krause, C., Hannich, H. J., Stückle, C., Widmer, C., Rohde, C., Wiesmann, U. (2000): Selbstwert stärken – Gesundheit fördern. Unterrichtsvorschläge für das 1. und 2. Schuljahr. Auer Verlag, Donauwörth.

Krause, C., Wiesmann, U., Stückle, C., Widmer, C. (2001): Selbstwert stärken – Gesundheit fördern. Unterrichtsvorschläge für das 3. und 4. Schuljahr. Auer Verlag, Donauwörth.

Müller, A., Schmidt, M., Reißig, B., Petermann, H. (2001): Praxis schulischer Sucht- und Drogenprävention. Unterrichtsmaterialien für die Klassenstufen 6–8. In: Hofmann, R. (Hrsg.): Schriftreihe Forschungsdokumentation. Lambroso-Institut für Rechtspsychologie.

Oswald, W. D., Gunzelmann, T. (2001): Kompetenztraining – Ein Programm für Seniorengruppen. Hogrefe Verlag, Göttingen.

Paulus, P., Franze, M., Schwertner, K. (2004): MindMatters – Förderung der Psychischen Gesundheit in und mit Schulen. Zentrum für Angewandte Gesundheitswissenschaften, Universität Lüneburg.

Petermann, F., Gerken, N., Natzke, H., Walter, H.-J. (2002): Verhaltenstraining für Schulanfänger. Schöningh Verlag, Paderborn.

Petermann, F., Gerken, N., Natzke, H., Walter, H.-J. (2002): Auf Schatzsuche. Ein Abenteuer mit Ferdi und seinen Freunden (Arbeitsheft). Schöningh Verlag, Paderborn.

Petermann, F., Jugert, G., Tänzer, U., Verbeek, D. (1999): Sozialtraining in der Schule. Juventa Verlag, Weinheim.

Petermann, F., Petermann, U. (2003): Training mit Jugendlichen. Hogrefe Verlag, Göttingen.

Pössel, P., Horn, A. B., Seemann, S., Hautzinger, M. (2004): Trainingsprogramm zur Prävention von Depressionen bei Jugendlichen. Hogrefe Verlag, Göttingen.

Schmitt-Rodermund, E., Schröder, E. (2004): Wer hat das Zeug zum Unternehmer? – Training zur Förderung unternehmerischer Potenziale. Hogrefe Verlag, Göttingen.

Walden, K., Kutza, R., Kröger, C., Kirmes, J. (1998): ALF – Allgemeine Lebenskompetenzen und Fertigkeiten. Programm für Schüler und Schülerinnen der 5. Klasse mit Information zu Nikotin und Alkohol. Schneider Verlag Hohengehren, Baltmannsweiler.

Walden, K., Kröger, C., Kirmes, J., Reese, A., Kutza, R. (2000): ALF – Allgemeine Lebenskompetenzen und Fertigkeiten. Programm für Schüler und Schülerinnen der 6. Klasse mit Unterrichtseinheiten zu Nikotin und Alkohol. Schneider Verlag Hohengehren, Baltmannsweiler.

Wilms, H., Wilms, E. (2000): Erwachsen werden. Life-Skills-Programm für Schülerinnen und Schüler der Sekundarstufe I. Handbuch für Lehrerinnen und Lehrer. Lions Clubs International, Wiesbaden.

Zwenger-Balink, B. (2004): Komm, wir finden eine Lösung! Ernst Reinhardt Verlag, München.